律動瑜伽學習百科

繆克斯　著
（Kia Meaux）

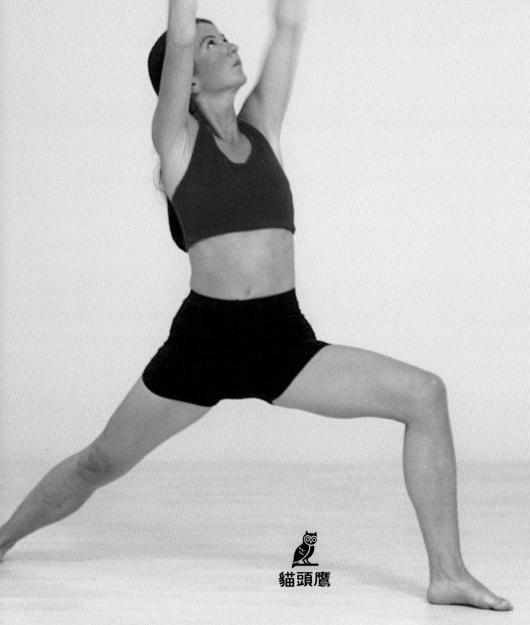

貓頭鷹

現在，讓瑜伽動起來吧！

心的意識活動實踐於日常生活作息中每一個細微的動作。越來越多的現代人毫無意識的把生命能量耗費在許多外在而不明確的目標上。其實，即使是例行梳洗、用餐等日常生活習慣、徒步行走到捷運站等，從這個位置移動到想要去的下一個地方時，試著放慢並觀察自己行走時的每一個步伐和靈光乍現的想法，都能深刻體會各種情緒和心思的樣貌。

在開始進行每次的瑜伽課程之前，我會帶著學員緩緩的繞行教室，觀察自己踏出的每一個腳步，專注感受踩下的區域大小或重量，並觀察自己如何從這一個點移動到下一個點。有些人繞行非常快速，有些人則漫不經心。明明是在同一個時空中的腳步，卻包含了不同的心緒活動。事實上，人類雖然透過感官知覺和外界交流，但呼吸、思想、身體、對食物的喜好和周遭環境、人際活動也是交互影響、密不可分的。

瑜伽將靜坐的方法帶進生活中，正好能提供現代人許多幫助。「靜坐」不僅是「坐」，也可以是「做」，它讓你在每次移動中保留一些呼吸留白的空間，只需要少許時間就能讓即將升起的負面情緒沉澱下來，並讓身心找回屬於自然的律動。有時候只需要一個容易學習、能讓自己安靜的方法，加強身體與心靈之間的聯繫，減少我們對

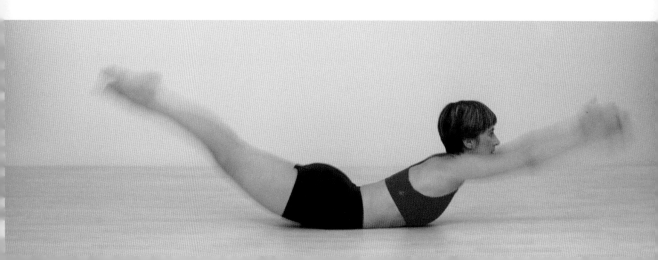

外在事物不必要的注意，並將心靈的能量向內
在集中，瑜伽正好就是可以鍛鍊身體，又能讓
心靈找回平靜的方法。

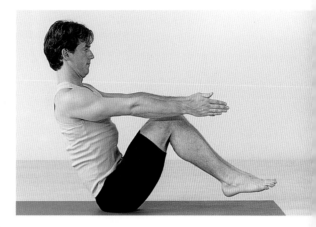

　在瑜伽練習裡，以各種不同的動作、呼吸，
加上專注，把感官知覺從外在環境收攝回來，
每分每刻只專注於一個姿勢及移動。開始練習
瑜伽並配合靜心冥想就能讓你感受到沉穩的力
量及實在的存在感，這種專注於當下的自信，讓你自然而然在面對工作和生活上的各
種挑戰時，更容易克服心理障礙，並再次回歸此時此刻的心靈力量。

　現今已有越來越多人感受到瑜伽的活力及無盡的能量，卻對轉換動作十分陌生。本
書很詳細的介紹如何以安全、有趣和具有效益的練習來連結每個體位法，並在許多體
位法中詳細的為各種程度的學習者提供了替代姿勢，讓接觸瑜伽或是想要嘗試改變瑜
伽練習形態的學習者是很好的參考書籍。

　練習瑜伽並不是只有身體健康會獲利，心靈力量也會因此增強；瑜伽所隱含的深層
意義，就是挖掘你已遺忘的本能。一旦開始練習瑜伽，即使只是初學階段，也能在自
己身上感受到身心的改變，這種良好的改變也會開始緩緩注入你的生活、家庭、工
作，以及和他人的互動。

　現在，讓瑜伽動起來吧！

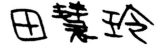

資深專業瑜伽老師

A DORLING KINDERSLEY BOOK
www.dk.com

新生活圖鑑28：律動瑜伽學習百科

Original Title: Dynamic Yoga
Copyright © 2002 Dorling Kindersley Limited, London
Text Copyright © 2002 Kia Meaux
Chinese Text Copyright © 2006 Owl Publishing House,
a division of Cité Publishing Ltd.

作者　繆克斯（Kia Meaux）
翻譯　蔡淑菁
出版　貓頭鷹出版社
發行人　涂玉雲
發行　英屬蓋曼群島商家庭傳媒股份有限公司城邦分公司
104台北市民生東路二段141號2樓
購書服務專線　02-2500 7718；2500 7719
24小時傳眞服務　02-2500 1990；2500 1991
服務時間　週一至週五上午09:30-12:00；下午13:30-17:00
劃撥帳號　19863813／戶名　書虫股份有限公司
香港發行所　城邦（香港）出版集團
電話　852-2508 6231／傳眞　852-2578 9337
馬新發行所　城邦（馬新）出版集團
電話　603-9056 3833／傳眞　603-9056 2833
印製　成陽彩色製版印刷股份有限公司
初版　2006年6月
定價　新台幣450元
ISBN　986-7001-02-8

責任編輯　洪韻涵
特約執行編輯　邱光月
文字校對　魏秋綢
美術編輯　謝宜欣
封面設計　林敏煌
行銷企畫　林筑琳　張書怡　汪光慧　黃婉甄
社長　陳穎青
總編輯　謝宜英

貓頭鷹知識網　http://www.owl.com.tw　歡迎上網訂購
讀者服務信箱　owl_service@cite.com.tw
大量團購請洽專線　02-2356 0933轉282

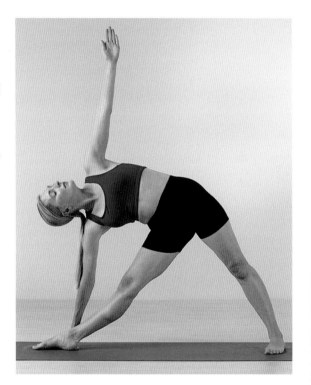

國家圖書館出版品預行編目資料

律動瑜伽學習百科／繆克斯（Kia Meaux）著；
　蔡淑菁譯. -- 初版. -- 臺北市：貓頭鷹出版：
　家庭傳媒城邦分公司發行, 2006 [民95]
　面；　公分. -- (新生活圖鑑；28)
含索引
譯自：Dynamic Yoga
ISBN 986-7001-02-8（精裝）

1. 瑜伽

411.7　　　　　　　　　　　　　　95008904

目次

6　**認識瑜伽**
7　律動瑜伽的發展
10　練瑜伽前的注意事項：
　　調息；正確姿勢；結印；
　　準備開始；調整姿勢；
　　特殊情況；休息
14　暖身運動：
　　自在式；蝴蝶展翅式；
　　拱背前彎式；疊手前彎式

18　**拜日式**
20　拜日式A式
30　拜日式B式

42　**瑜伽體位法**
44　**站姿體位法**
46　轉換動作：側跳躍式
48　伸展三角式
50　勇士式B式
52　側伸展式
54　半月式
56　前後分腿式
58　勇士式A式
60　側轉身式
62　轉身三角式

64　分腿式A式
68　握腳趾前彎式與
　　壓掌前彎式
72　樹式
74　勇士式C式
76　拎腳趾式

80　**後彎體位法**
82　轉換動作：站姿變成趴姿
84　蝗蟲式
86　轉換動作：
　　蝗蟲式變成弓式
88　弓式
90　轉換動作：弓式變成坐姿
94　上彎弓式
96　抬腿式
98　扭腰式
100　轉換動作：躺姿變成坐姿
102　半船式
104　船式
106　鶴式
108　轉換動作：鶴式變成坐姿

112　**坐姿體位法**
114　頭貼腳式

116　轉身頭貼腳式
118　半蓮花前彎式
120　扭轉式
122　馬奇式A式
124　馬奇式C式
126　前彎式
128　蝴蝶式

130　**倒立體位法**
132　頭立式與嬰兒式
136　肩立式
138　鋤式與壓耳式
140　蓮花式一式
142　蓮花式二式
144　攤屍式

145　**瑜伽運動計畫**
146　30分鐘的瑜伽運動
148　60分鐘的瑜伽運動
151　90分鐘的瑜伽運動

156　梵文對照表
157　中文索引
159　英文索引

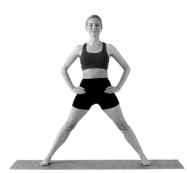
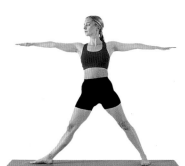
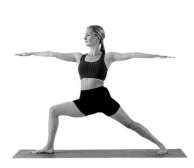

認識瑜伽

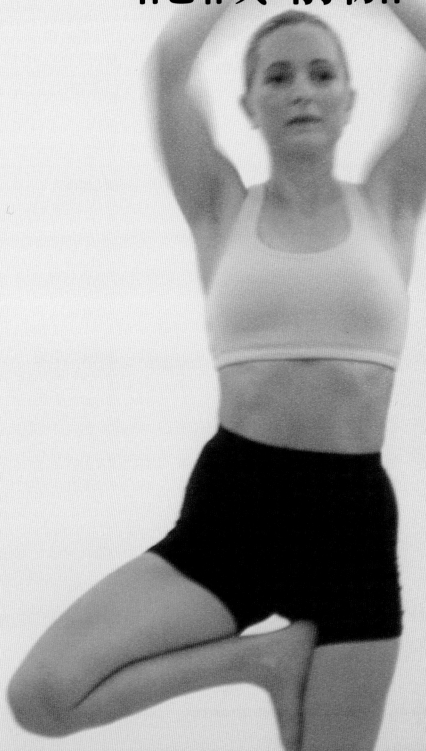

律動瑜伽的發展

律動瑜伽揉合了阿斯坦加瑜伽與蓮迦瑜伽的精髓，是一種融入創意的哈達瑜伽。律動瑜伽不僅是靜思冥想，也是開發身體潛能的運動。律動瑜伽的要領就是流暢的體位法順序、體位法之間的轉換動作，並搭配呼吸調息，綜合這三大要素可做出流暢的瑜伽姿勢，讓身體獲得均衡的運動，心思清晰透徹。

Yoga（瑜伽）這個字是梵文，意思是身、心、靈的合一。瑜伽探索身體的潛能，並力求與心靈調和，進而體驗更深一層的自我。這種境界可說是靈魂與上帝，或與永恆的真理合而為一。這個真理來自經驗，而瑜伽這種自我探索的過程，是每個人都可以享受的。

　　傳統瑜伽有五大支派：行動瑜伽、知識瑜伽、虔敬瑜伽、哈達瑜伽、勝王瑜伽。本書的律動瑜伽則是屬於哈達瑜伽，注重體位法。

哈達瑜伽的益處

練瑜伽需要耐心、毅力及自我專注。持續的練瑜伽，可以培養觀察當前事物面貌的能力。當你全神貫注於心靈與身體微妙及明顯的律動，就能看清楚事物的真實面目。這種境界稱為透徹，從透徹可通往喜樂、自由及平靜的境界。

　　本書的瑜伽體位法是根據思緒、身體、姿勢及呼吸的關聯而發展出來。想想身體對某些外來刺激，會產生哪些習慣性反應，例如，當你感到恐懼時，心跳會加速、暫時停止呼吸、有些肌肉會僵硬緊繃；當你感到緊張時，胃會翻騰、呼吸短促，而手掌出汗，那麼你就不難發現生理與心理的相應關係。

　　瑜伽宗師對上述及其他身心更為微妙的關聯，已經研究數千年了。智者的知識就蘊含在律動瑜伽的體位法。練瑜伽，能讓你更了解身體與心靈的連結關係。久而久之，你會發現，不僅是練體位法時才是練瑜伽，就連在日常生活的事務中，也在練瑜伽。藉由瑜伽的姿勢，能夠讓身體與心靈更和諧，你會發現你對生活的態度也有所轉變。你不再反射性回應每天發生的大事小事，而能以透徹的思緒應對。

這個體位法是取自拜日式A式（見20-29頁）。拜日式有流暢的動作節奏。

瑜伽的歷史

今日在西方國家傳授的哈達瑜伽，大都受到瑜伽大師克瑞斯那瑪查雅的影響。克瑞斯那瑪查雅出生於西元1888年，人稱現代瑜伽之父，他率先琢磨瑜伽姿勢與順序，並賦予每個體位法獨特的療效。他也結合了體位法及呼吸調息法，獨創了一套動態的冥想方式。

喬伊斯發展出哈達瑜伽之阿斯坦加瑜伽，他自十二歲開始就跟隨克瑞斯那瑪查雅學習，並在印度的邁索爾受良師的啓蒙，而持續傳授瑜伽。蓮迦也曾與克瑞斯那瑪查雅一同學習，不

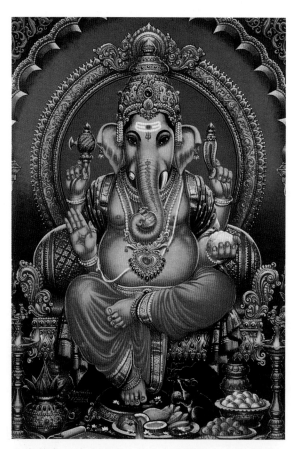

印度教象頭神甘尼許，教徒奉爲學習與克服障礙之主；該神祇啓發瑜伽學生要培養克服障礙的態度。

過爲時頗短。蓮迦終其一生都在研究啓蒙老師所教導的體位法，他也是蓮迦瑜伽的創始者；他在印度浦那開設一個瑜伽中心。克瑞斯那瑪查雅的兒子戴斯卡查亞則發展出哈達瑜伽的吠尼瑜伽，目前在印度的馬德拉斯經營一個瑜伽中心。他也會到世界各地巡迴教導瑜伽。

八支行法

律動瑜伽所遵奉的哈達瑜伽有個創始精髓，就是八支行法，也就是八大步驟。赫赫有名的智者帕坦迦利約在西元前200年研究出八支行法，並在他所寫的《瑜伽經》中詳加描述。這八大步驟可比擬成樹的形式與習性：就像樹屹立不搖的面對各種困境，不斷成長，並開花結果，瑜伽學生經過不斷的練習與奉獻，也能歡欣收割，並滋養愛的豐碩果實。

前五大步驟是關乎身體與頭腦，代表了瑜伽的外在層次。後三個步驟則是有關重建心靈秩序，代表了瑜伽的內在層次。

瑜伽的第一個步驟稱爲持戒，目的是要提升個人的道德倫理原則。持戒要遵守五種社會紀律：不暴、不騙、不盜、不淫、不貪。

第二個步驟稱爲精進，目的是建立內在的道德層次，也有五個原則：潔淨、知足、樸實、讀誦、念神。

第三個步驟是調身，就是瑜伽體位法，用意是安定身心，培養更深沉的冥想；因爲身體焦躁時，心靈也會浮躁，將對眞實的自我領悟造成阻礙。

第四個步驟是調息，或是延長呼吸，梵文爲pranayama；其中prana意指生命能量，ayama

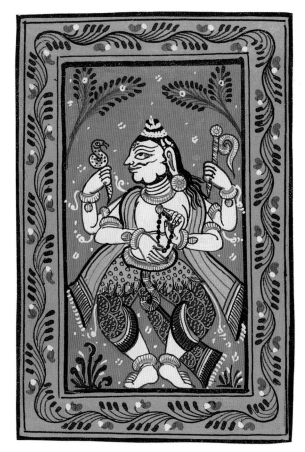

印度教濕婆神，代表最高層次的知覺，他也是舞蹈之
主，象徵宇宙的恆動。

是努力控制並疏導能量。調息有助深思，消除
旁騖，讓人更能專注、冥想。

第五個境界是攝心，是指收攝感官能力。透
過調身與調息，心靈可專注於內在；透過攝
心，可維繫這種內在專注。

第六個境界是凝神，即專注，是指能全神貫
注於唯一目標，而忘卻其他任何事物。這是自
我領悟之必要過程。

第七個境界是禪定，或稱為冥想，即毫不費
力的體悟所專注的事物。專注與冥想的差別在

於，專注時仍心有旁騖，或是內心仍會意識到
周遭的事物，但是冥想時，注意力完全不受干
擾，你能完全凝聚心思。

第八個境界是三摩地，即開悟萬事。達到這
種境界時，意識不再一分為二，比完全沉浸在
冥想境界還要更深一層。當你達到三摩地的層
次時，「我」已經消失了，你與上帝或是萬事
萬物已經合而為一，這就是辛勤的成果了。

練習律動瑜伽

本書介紹的律動瑜伽注重第三個及第四個步
驟：瑜伽體位法與呼吸調息。本書提供了連續
的體位法及轉換動作，可有效刺激身體部位，
並提醒你如何調息而順應身體動作，讓呼吸延
伸。轉換動作可以讓你順暢的轉換進入下一個
瑜伽姿勢，讓你能專注並追求瑜伽的第五個境
界：攝心。

本書列舉的律動瑜伽姿勢及轉換動作順序，
源自拜日式互相連繫的動作，還有很多其他可
能的順序編排。整套瑜伽運動至少需90分鐘完
成（見151-155頁），能完全的刺激、運動全身
的肌肉群。我也推薦了兩套較短的瑜伽運動，
分別只需要60及30分鐘完成（見148-150頁、
146-147頁），若你時間有限，不妨試試。如果
哪天你真的太忙了，只要重複練習拜日式A式
（見20-29頁）與B式（見30-41頁）數次即可。
要記得，每天做兩次五分鐘的瑜伽，效果比一
星期練一次兩小時的瑜伽更好。

不管你選擇哪一套瑜伽運動，只要持之以恆
的練習，就會發現不僅身體健康改善，專注力
及意識層次都會提升。

練瑜伽前的注意事項

練律動瑜伽要注意以下的要領。要正確調息，瑜伽姿勢才能順暢。律動瑜伽也會運用結印來延長呼吸。只要你能聆聽自己的身體，這種形式的瑜伽是很安全的。而聆聽自己的身體，則是要花時間練習的。試著學習注意自己身體何時失衡或是過度勉強伸展，並記得適時調整姿勢。

調息

律動瑜伽的本質之一就是結合身體的動作與呼吸的節奏，讓身體充滿能量、心思專注，並避免肌肉緊繃。把你的呼吸聲當成跳舞的音樂。只有呼吸時，才能移動身體，讓每次呼吸的開始與結束，搭配每一個動作的開始與結束。在做瑜伽姿勢的每一個步驟時，呼吸節奏必須平穩順暢，所以你必須注意呼吸韻律，控制你的呼氣與吸氣，這稱為調息，也就是呼吸控制。呼吸控制是否適宜，將代表你練瑜伽的成效。如果你發現自己屏息，或是呼吸短促、吃力，表示過度勉強，必須停止、放鬆。

　　為了在練體位法時順利伸展身體，你必須學會延伸或延長你的吸氣與吐氣。「勝利呼吸法」是一種獨特的呼吸技巧，可以讓你增加呼吸量。做法是稍微收緊聲門（聲帶的開口），好像要輕聲低語一樣。空氣通過、摩擦縮緊的聲門而產生的聲音，很像是風通過隧道的聲音。要練習發出這種呼吸聲，一開始最簡單的方法就是躺在地上，膝蓋彎曲，雙腳平放於地板上。眼睛閉起來，臉部放鬆，輕輕的縮緊聲門，雙唇閉起來，並帶有淺淺微笑的感覺，然後不讓腹部凸出或回縮，緩慢的深呼吸。努力深深的吸氣，伸展整個胸廓以及支撐腎臟的部位。當你吸氣時，應該可以感到整個背部在地板上伸展。

　　你可以想像自己吐氣時在說「哈……」，而

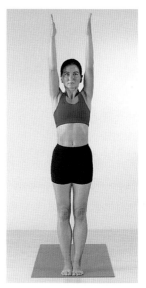 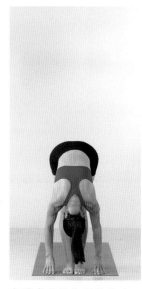

身體或手足往上移動時，一定是吸氣。　身體或手足往下移動時，一定是吐氣。

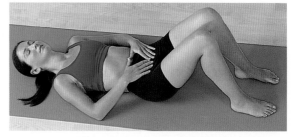

練習「勝利呼吸法」時，將拇指放在肚臍上，其他手指尖置於下腹。指尖以下的部位都不可上升或下降。

吸氣時在說「颯……」，來練習發出呼吸聲，不過嘴巴要閉起來。呼吸聲可在練習體位法時幫助你集中注意力，把它想做是持咒。如果你的思緒開始飄散雜亂，就全神貫注於呼吸的聲音與節奏。

正確姿勢

練律動瑜伽的體位法，務必要注意姿勢的正確。身體的重量應該平均分配、穩固的貼於地板上。做每個姿勢時要適時檢查、調整，保持全身平衡。每個姿勢一開始，務必要坐直或站正。伸展你的脊椎，讓每節脊椎伸展開來，並可自由活動。爲了能夠完全支撐脊椎，必須運用全身的肌肉，而你必須學會讓這些肌肉能彼此和諧的運作。

結印

結印的梵文是bandha，即內在能量封印。做體位法時，若能運用結印，就可以控制流動於身體的生命能量。本書律動瑜伽的體位法注重運用三大結印的其中兩個：會陰的結印及腹部的結印。

會陰結印的梵文是mula bandha，其中mula的意思是「根」，要運用會陰的結印就是緊縮會陰；會陰位於肛門的前方，生殖器官的後方。在吐氣快要結束時，縮緊會陰，並在吸氣時，持續夾緊會陰。一開始，可能會發現自己一併夾緊肛門及會陰，不過練習久了之後，就愈來愈能控制得宜，只夾緊會陰。

第二個結印位於腹部，梵文名稱uddiyana bandha，其中uddiyana的意思是「往上飛」。運

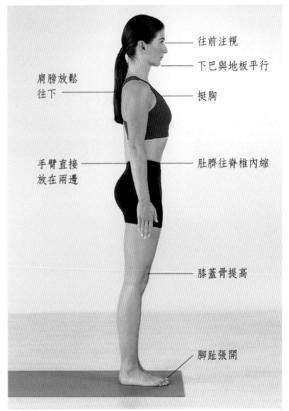

往前注視
下巴與地板平行
肩膀放鬆往下
挺胸
手臂直接放在兩邊
肚臍往脊椎內縮
膝蓋骨提高
腳趾張開

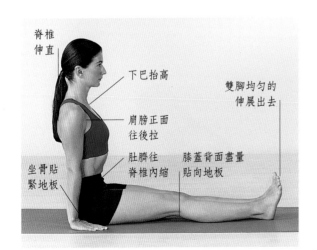

脊椎伸直
下巴抬高
雙腳均勻的伸展出去
肩膀正面往後拉
肚臍往脊椎內縮
膝蓋背面盡量貼向地板
坐骨貼緊地板

竿式是大部分坐姿體位法的開始姿勢。讓肩膀、手腕、耳朵呈一直線，雙腿往正前方伸直。

山式是大部分站姿體位法的開始姿勢。頭往後收，讓耳朵、肩膀及臀部呈一直線。眼睛注視前方。

用這個結印的方法是收縮腹壁，即肚臍下方幾公分處，及恥骨上方之間，很微妙的將腹部往脊椎內縮，讓下腹可以保持柔軟而不動。緊縮腹部與夾緊會陰是互相連結的，而在吐氣快結束時最為明顯。你可以在拜日式的伏犬式（見25頁）練習運用這兩種能量結印。要注意，運用會陰與腹部的結印都要配合調息。記住要有耐心，結印必須花上好幾年才能完全控制得宜，唯有練習，才有成效。

準備開始

吃飽飯後忌練瑜伽。最好等吃完東西後兩到三小時，再開始練習。選擇不會受到干擾或分心的時段：你必須全神貫注於體位法。練瑜伽時，務必讓自己舒適，應穿著有彈性而透氣的服裝，以混棉衣料最佳。

在安靜、乾淨而溫暖的環境下練瑜伽。木質地板最佳，最理想的地板是可以讓你直接練瑜伽而不必用黏答答的墊子，不過如果地板表面很滑，還是必須用瑜伽墊。

生理期間不能做激烈的瑜伽動作，以免阻礙經血流出。我建議可以練伸展三角式（見48-49頁）、蝴蝶式（見128-129頁）、嬰兒式（見135頁）。這些姿勢都很溫和，有助於舒緩經痛。此外必須禁止所有倒立的姿勢，最好詢問律動瑜伽的老師，在生理期能做哪些體位法。

調整姿勢

切記，練律動瑜伽時不可過度勉強身體。如果你覺得做某個姿勢時，身體有些部位感到緊繃、拉傷，就立即停止、放鬆。勉強用力做瑜伽姿勢可能會讓身體受傷，通常也會對其他身體部位造成不當施力。

本書有多處會列舉較簡易而不費力的替代姿勢。例如，做側轉身式（見60-61頁）時，若左手臂無法碰到地板，那麼可以做替代姿勢：屈起手臂，並做出祈禱的手勢。如果書上沒有替代姿勢，大部分的體位法通常有兩種方法可以調整成較緩和的姿勢。第一種是屈腿，通常標準姿勢是要把雙腿伸直。第二種是雙腿伸

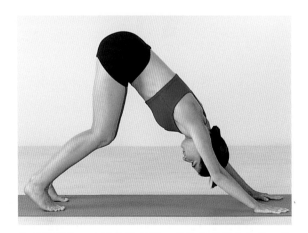

如果髖關節、大腿後肌很緊，而且無法伸直脊椎，最好的辦法是屈膝，讓脊椎徹底伸展。

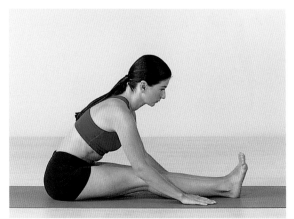

如果坐的時候無法往前彎、碰到腳趾，脊椎不必非往前彎不可，手也不必往前伸展太多。

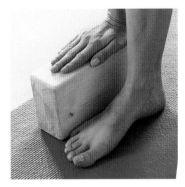

如果手很難碰地，就在腳邊放瑜伽磚，手放在磚上即可。

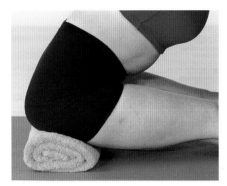

將捲好的毛巾放在坐骨之下，能讓身體更往前彎。

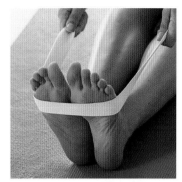

將帶子繞過腳，可使身體往前伸展，而不會過度施壓。

直，但是手臂可以不用往前伸太多。隨著你的練習進程，可以逐漸改為標準姿勢。

為了避免拉傷身體，除了調整身體姿勢，也可使用輔助器具來完成困難的姿勢。例如在站姿體位法，當手碰不到地板時，可利用瑜伽磚保持身體平衡。同樣的，如果髖關節太緊繃，而身體無法往前彎下，可以將捲好的毛巾或毛毯放在坐骨下方，會比較輕鬆，而且不會傷到下背部。如果手碰不到腳趾，就使用帶子來幫助伸展身體。

特殊情況

如果身體受傷或虛弱，練瑜伽時必須小心，不要對受傷的部位施力。如脖子受過傷，在沒有合格老師的指導下，千萬不要做任何必須滾動或壓脖子的姿勢，例如肩立式（見136-137頁）。如果背部有受傷或拉傷也要特別注意。除非你已經知道何種替代姿勢適合你的傷勢，否則最好與瑜伽老師一起練習。常發生的髖關節緊繃，可以用毛巾輔助或是修改姿勢。要是大腿後肌太緊而腿無法伸直，膝蓋就稍微彎

曲，此外，做每一個姿勢時，要特別注意雙腿的對稱、正確位置。

孕婦不宜練律動瑜伽。有些瑜伽課是專門為孕婦開設的，所以懷孕的準媽媽不妨嘗試這些課程。產後如果得到醫生允許，再回來練律動瑜伽。

休息

練瑜伽必須適時休息，不要讓自己過於疲累。如果在體位法之間需要休息，就以嬰兒式（見135頁）的姿勢休息；在每套瑜伽運動結束後，以攤屍式（見144頁）的姿勢休息，增進冥想的能力。

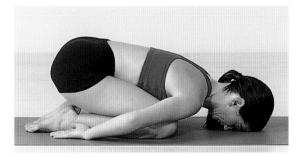

嬰兒式，對肩膀及脖子有絕佳的放鬆效果，很適合在頭立式之後進行。任何想休息的時候，就做嬰兒式。

暖身運動

做拜日式之前，最好花幾分鐘做溫和的伸展運動。大部分的人長期坐著，造成髖關節緊繃，且對脊椎不當施壓。做一套律動瑜伽的運動前，可練習下列四種暖身操的其中兩種，有助於消除背部及肩膀的僵硬，讓身體準備好進行較為激烈的拜日式體位法。

自在式

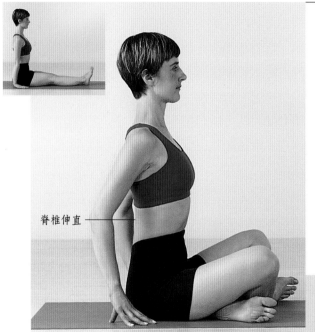

脊椎伸直

1 坐在地板上，雙腳往前伸直，手臂伸直放在身體兩側。吸氣，右腿跨過左腿。雙手稍微往後移，手肘彎曲，指尖往下壓，讓脊椎伸直，眼睛注視前方。

2 吐氣，身體往前彎下，手臂往前伸，維持這個姿勢2到5分鐘，慢慢呼吸。每次吸氣，盡量伸展脊椎，每次吐氣，讓髖關節更往前彎下。接著，換左腿跨過右腿，重複同樣做法。

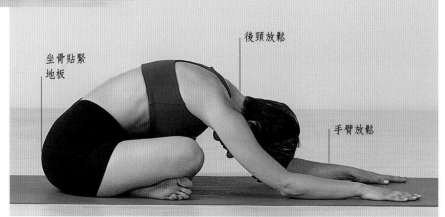

後頸放鬆

坐骨貼緊地板

手臂放鬆

蝴蝶展翅式

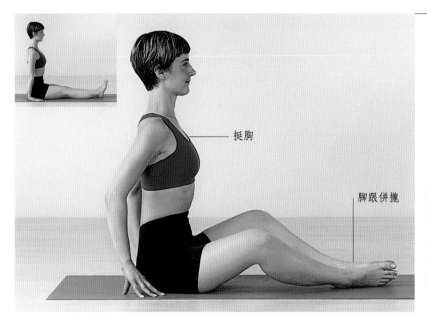

挺胸

腳跟併攏

1 首先，坐姿與自在式一樣。吸氣，腳跟併攏，膝蓋微彎，讓膝蓋自然垂向兩邊。雙手稍微往後移，指尖下壓。

2 吐氣，身體從髖關節往前彎下，坐骨穩貼住地板上，手臂往前伸。全身在腿部上方放鬆。這個姿勢維持2到5分鐘。

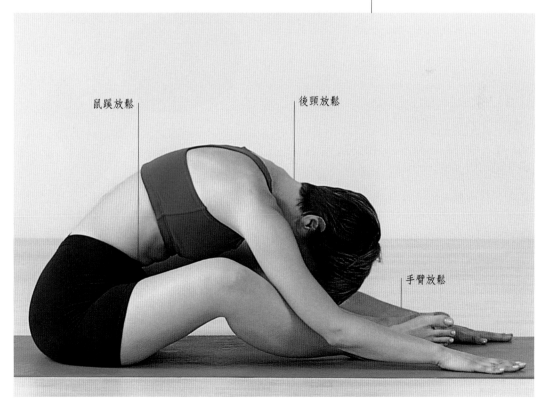

鼠蹊放鬆

後頸放鬆

手臂放鬆

拱背前彎式

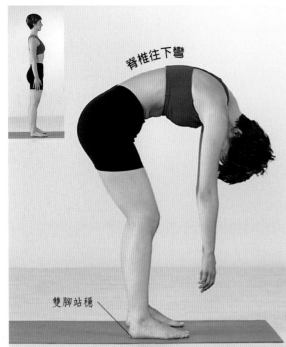

脊椎往下彎

雙腳站穩

1 站直，雙手放在兩側，雙腳與臀部同寬，腳趾張開。吐氣，膝蓋彎曲，身體慢慢的往前彎下，用上半身的重量將軀幹往前拉，讓脊椎彎下，手臂往下垂。

2 繼續吐氣，直到手碰到地板，軀幹往前垂下。後頸放鬆，讓頭的重量拉長脖子。維持這個姿勢不動，做十次呼吸。然後吸氣，恢復成站姿。

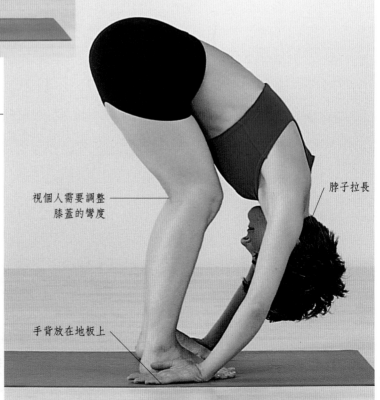

視個人需要調整膝蓋的彎度

脖子拉長

手背放在地板上

疊手前彎式

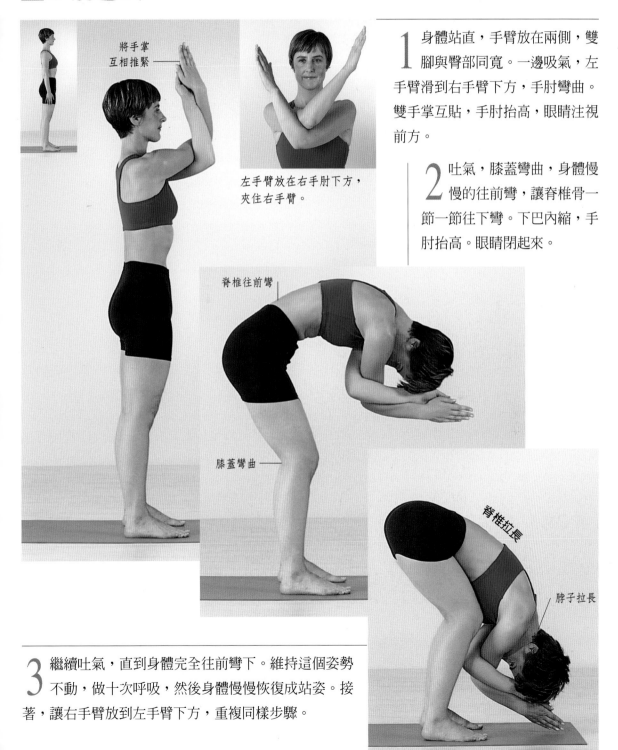

將手掌
互相推緊

左手臂放在右手肘下方，
夾住右手臂。

脊椎往前彎

膝蓋彎曲

脊椎拉長

脖子拉長

1 身體站直，手臂放在兩側，雙腳與臀部同寬。一邊吸氣，左手臂滑到右手臂下方，手肘彎曲。雙手掌互貼，手肘抬高，眼睛注視前方。

2 吐氣，膝蓋彎曲，身體慢慢的往前彎，讓脊椎骨一節一節往下彎。下巴內縮，手肘抬高。眼睛閉起來。

3 繼續吐氣，直到身體完全往前彎下。維持這個姿勢不動，做十次呼吸，然後身體慢慢恢復成站姿。接著，讓右手臂放到左手臂下方，重複同樣步驟。

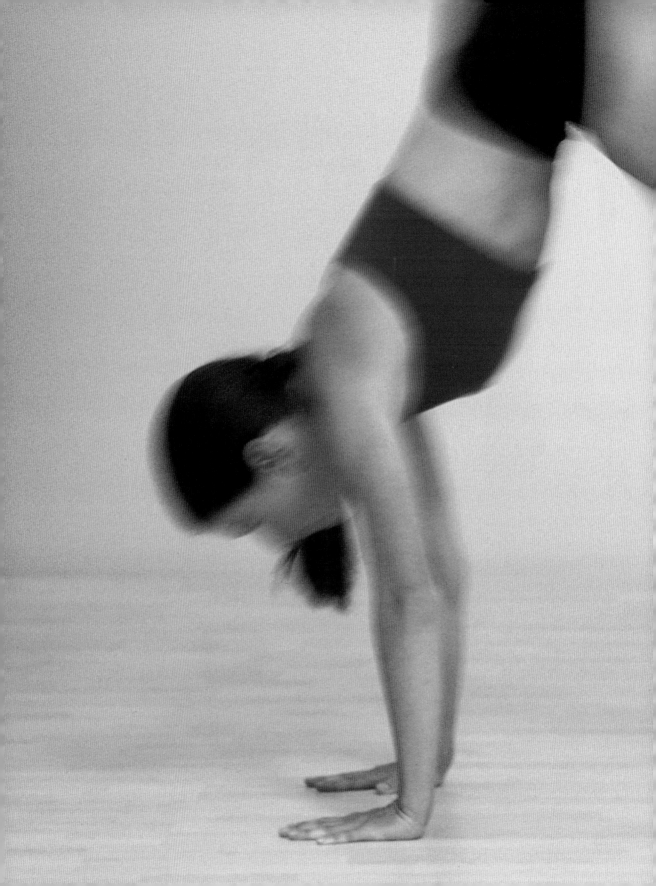

拜日式

拜日式A式
SURYA NAMASKARA A

拜日式可以熱身，並幫助我們注意呼吸的節奏。每一個動作都要與吸氣或呼氣搭配進行。做拜日式A式，可增強肌肉力量，對強化心血管系統及呼吸系統的效果特別良好。拜日式A式也能紓解憂鬱及焦慮症狀。

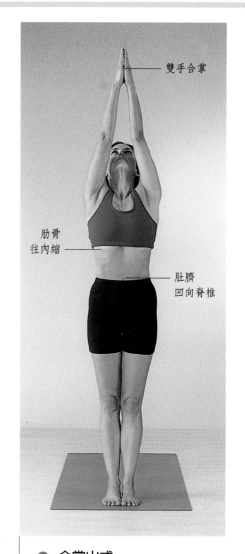

雙手合掌

肋骨往內縮

肚臍凹向脊椎

1 山式
身體挺立站直，雙腳併攏，雙臂放在身體兩側。身體重量平均分配到腳底，腳趾平均的打開。吐氣，下腹縮緊提高，提起會陰中央，並提起身體的核心，意念放在會陰的結印。眼睛注視前方。

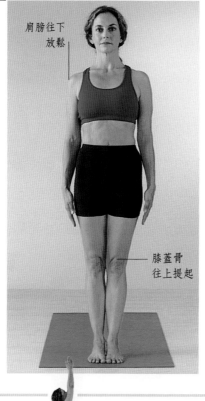

肩膀往下放鬆

膝蓋骨往上提起

2 合掌山式
吸氣，雙手往兩側舉起至頭頂上方，吸氣快結束時，雙手合掌，抬頭，眼睛看著拇指。

連續動作圖

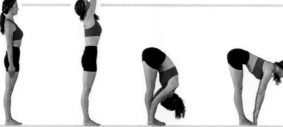

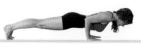

吐氣⋯⋯⋯　吸氣⋯⋯⋯　吐氣⋯⋯⋯　吸氣⋯⋯⋯　吐氣⋯⋯⋯

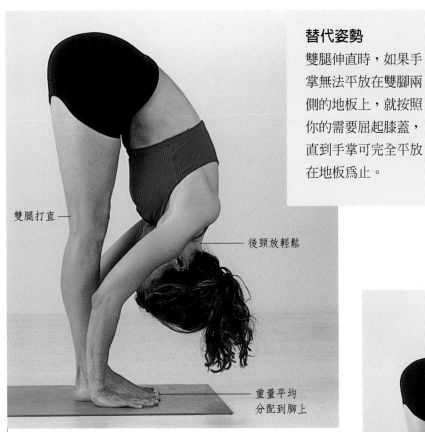

雙腿打直—

—後頸放輕鬆

—重量平均
分配到腳上

替代姿勢

雙腿伸直時，如果手
掌無法平放在雙腳兩
側的地板上，就按照
你的需要屈起膝蓋，
直到手掌可完全平放
在地板爲止。

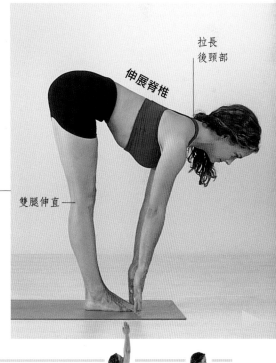

拉長
後頸部

伸展脊椎

雙腿伸直—

3 站立前彎式

吐氣，恥骨往後拉，
身體往前彎下。兩手平放
在地板上，放在腳的兩側
並與兩腳平行。吐氣結束
時，眼睛注視肚臍。

4 站立半前彎式

吸氣，往上看，上半
身提起到一半，伸直脊
椎，並將恥骨往後拉，手
臂伸直，指尖放在地板
上。眼睛注視前方。

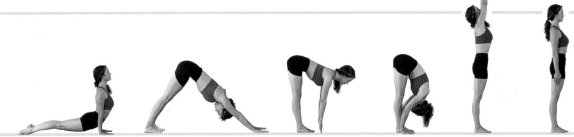

吸氣　　　　　吐氣　　　　　吸氣　　　　　吐氣　　　　　吸氣　　　　　吐氣

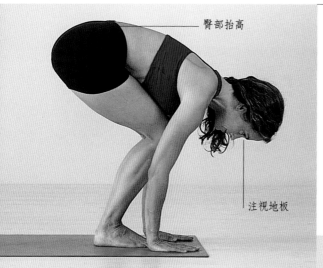

臀部抬高

注視地板

5 轉換動作

開始吐氣，膝蓋彎下變成蹲伏的姿勢。雙手平放在腳趾前方的地板。將身體的重量往前平均的轉移到手上，好像準備要做倒立動作一樣。

6 轉換動作

繼續吐氣，下半身往後一躍。用身體中心的力量舉起腳，腿往後方推，雙腿挺直，接著以腳趾著地，讓雙腳與臀部同寬。

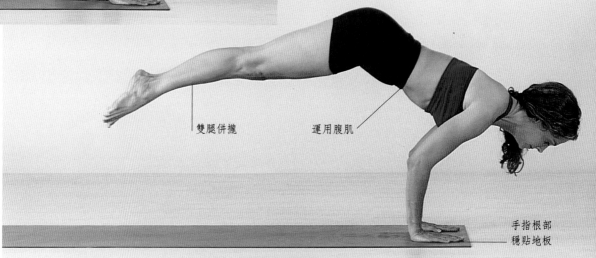

雙腿併攏

運用腹肌

手指根部
穩貼地板

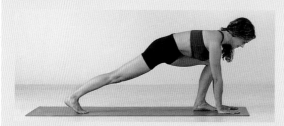

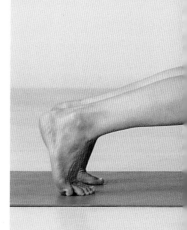

替代姿勢

如果往後跳有困難，可以往後跨一大步，像是要做伏地挺身。雙手平放在地板上，手臂伸直。右腿先往後跨一大步，然後換左腿，雙腳與臀部同寬。

替代姿勢

如果做屈肘棒式感覺會拉傷身體，可讓膝蓋著地，然後身體往地板壓低，手肘要夾緊身體，並且要在手腕正上方。眼睛注視下方。多練習這個動作可以鍛鍊手臂力量。

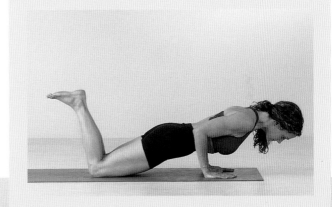

7 屈肘棒式

吐氣，完全利用肌肉的力量，身體平均的往下壓低，直到離地10到15公分，且身體與地板平行，呈伏地挺身的姿勢。彎曲的手肘夾緊身體，手肘必須在手腕正上方。眼睛注視下方。

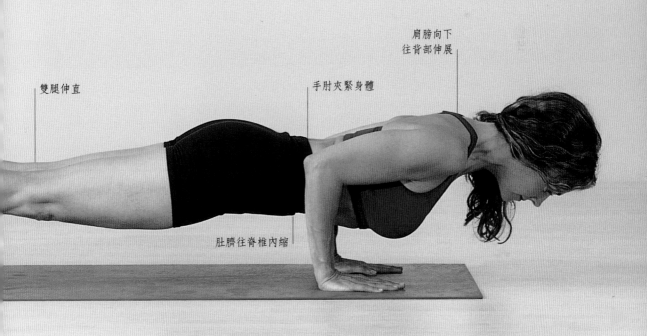

雙腿伸直

手肘夾緊身體

肩膀向下
往背部伸展

肚臍往脊椎內縮

替代姿勢

如果無法全身離地，只要挺起胸部及胸廓即可，腹部及恥骨靠著地板，手臂保持彎曲，注意指尖必須與肩膀上方呈一直線，且手肘要夾緊身體。

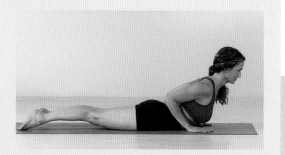

8 抬犬式

吸氣，前腳掌往地板推開，往前滾過腳趾，而以腳背著地。手臂伸直，臀部往前推。必須挺胸，讓身體完全離地。腳背壓下來，眼睛注視上方。

腳尖踮高，腳往前滾，讓腳背貼地。

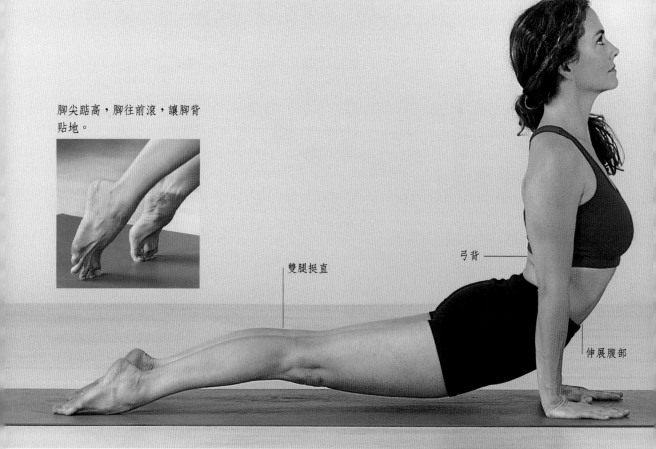

雙腿挺直

弓背

伸展腹部

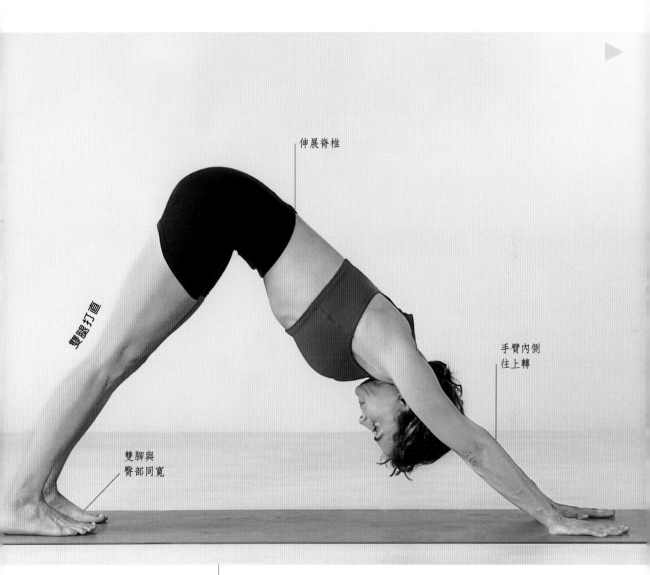

伸展脊椎

手臂內側
往上轉

雙腿打直

雙腳與
臀部同寬

9 伏犬式

吐氣，臀部往上推高，腳背往後滾，使腳跟
著地。若腳跟無法完全踩滿地板，膝蓋可微彎，
腳跟可視個人需要而離地。手指張開，坐骨往天
花板方向抬高，伸展手臂，膝蓋骨抬高，大腿前
側肌肉要結實，眼睛注視肚臍。

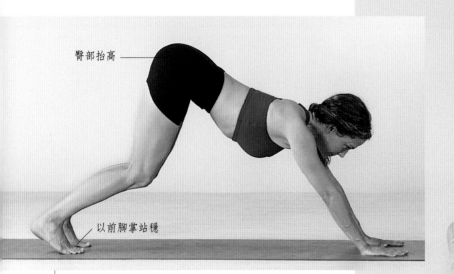

臀部抬高

以前腳掌站穩

雙腿打直

10 轉換動作

準備好往前跳躍。彎下膝蓋,並開始吐氣,眼睛往前看著兩手之間。將身體的重量轉移到雙手,好像準備要倒立一樣。臀部抬高,前腳掌準備往地板一蹬。

替代姿勢

要是往前一躍時,腿無法伸直,可以彎腿跳躍。腳往上彈跳時,身體的重量會轉移到手,手指應緊貼著地板。臀部要抬高,眼睛往下看著雙手之間。

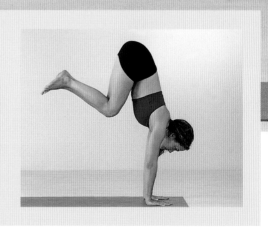

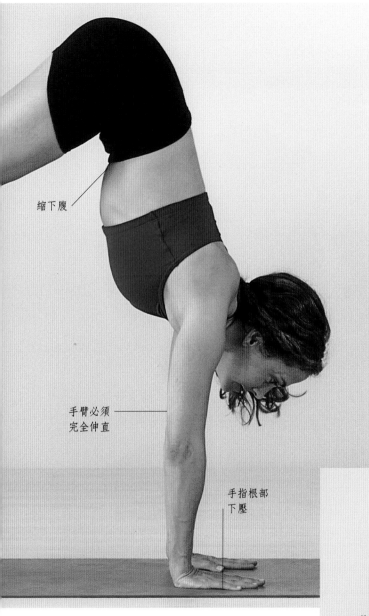

縮下腹

手臂必須
完全伸直

手指根部
下壓

11 轉換動作

往前跳躍時，繼續吐氣。腳往上彈離地板，雙腿打直，讓臀部在半空中抬高。緊縮腹部及會陰以舉起軀幹。手臂保持伸直，並與肩膀同寬，眼睛往下注視雙手之間。

12 轉換動作

吐氣結束時，雙腳著地並在雙手之間併攏。整個動作都要把手掌平放在地板上。眼睛往下注視。

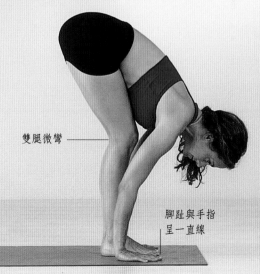

雙腿微彎

腳趾與手指
呈一直線

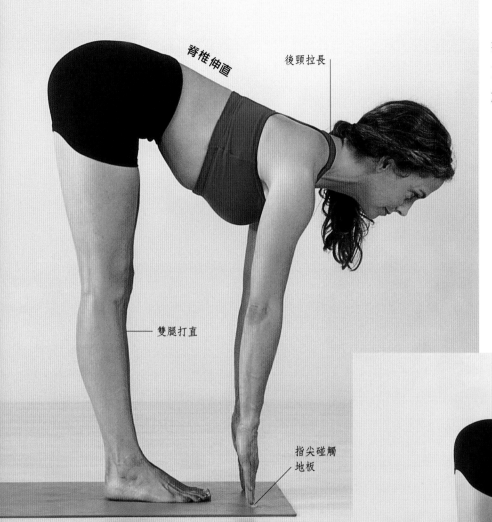

脊椎伸直

後頸拉長

雙腿打直

指尖碰觸
地板

13 站立半前彎式
吸氣，身體往上抬到一半，眼睛注視前方，脊椎伸直。指尖輕觸腳趾前方的地板。

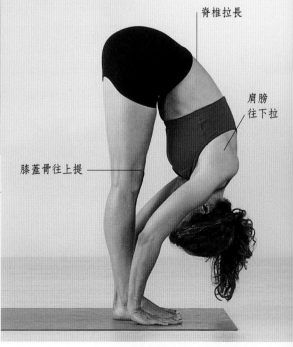

脊椎拉長

肩膀
往下拉

膝蓋骨往上提

14 站立前彎式
吐氣，身體往前彎下，肚臍往脊椎內縮以運用腹部的結印。膝蓋骨往上挺，讓雙腿挺直。頭頂往地板伸展。手掌往下平放在雙腳兩側。眼睛注視肚臍。

15 合掌山式

一邊吸氣，雙手舉至兩側，
然後舉到頭頂上方合掌，眼睛往上
注視拇指。拉長手腕，不要聳肩。

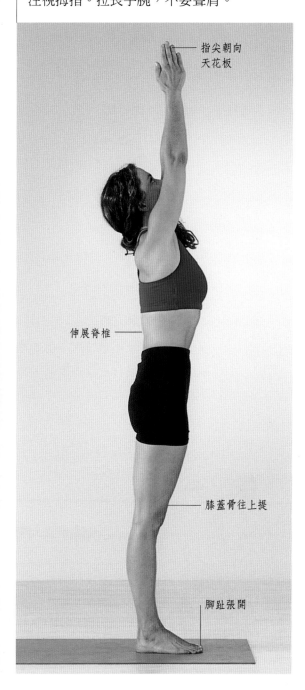

指尖朝向
天花板

伸展脊椎

膝蓋骨往上提

腳趾張開

16 山式

一邊吐氣，手臂回到兩側，再放下來
伸直夾緊身體，手掌朝內。挺直站立，從頭
頂往上延伸，臉朝向前方。

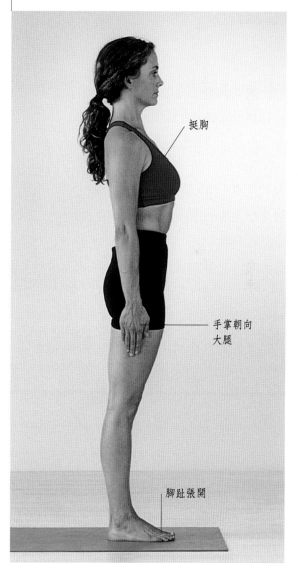

挺胸

手掌朝向
大腿

腳趾張開

拜日式B式
SURYA NAMASKARA B

拜日式B式比拜日式A式長，可加強鍛鍊心血管及呼吸系統，並延長呼吸、累積體內的熱度。新姿勢間的轉換動作比較困難；完成動作的步驟後，換腳重複同樣步驟。

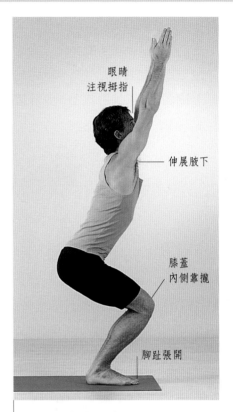

眼睛注視拇指

伸展腋下

膝蓋內側靠攏

腳趾張開

1 山式

整個人挺立站直，雙腳併攏，雙臂放在身體兩旁。身體重量平均分配到腳底，腳趾平均的打開。吐氣，緊縮並提高下腹，提起會陰中央，意念放在會陰的結印。眼睛注視前方。

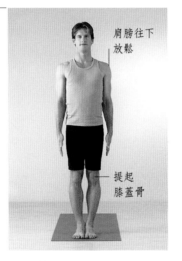

肩膀往下放鬆

提起膝蓋骨

2 合掌半蹲山式

吸氣，雙臂舉高並合掌。膝蓋屈起，下腹及坐骨往後縮，呈半蹲的姿勢。

連續動作圖

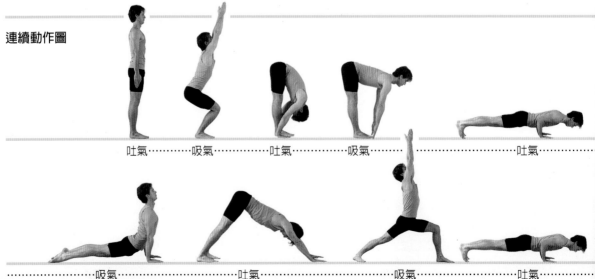

吐氣………… 吸氣………… 吐氣………… 吸氣………… 吐氣…………

吸氣………… 吐氣………… 吸氣………… 吐氣…………

3 站立前彎式

吐氣，身體往前彎下，恥骨往後縮，在髖關節處往下彎。手臂往下放到腳邊的地板。讓頭往下垂，眼睛注視肚臍。

4 站立半前彎式

吸氣，抬起上半身，脊椎保持伸直，並運用到腿肌。手臂伸直，指尖輕觸腳趾前方的地板，眼睛注視前方。

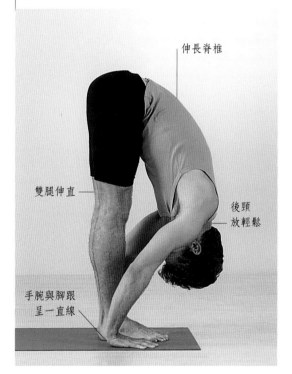

伸長脊椎

雙腿伸直

後頸放輕鬆

手腕與腳跟呈一直線

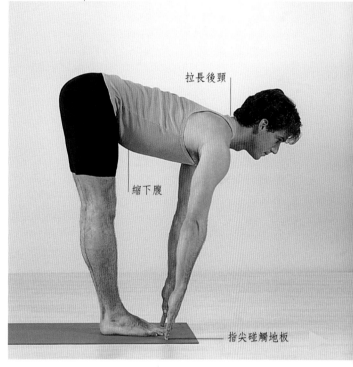

拉長後頸

縮下腹

指尖碰觸地板

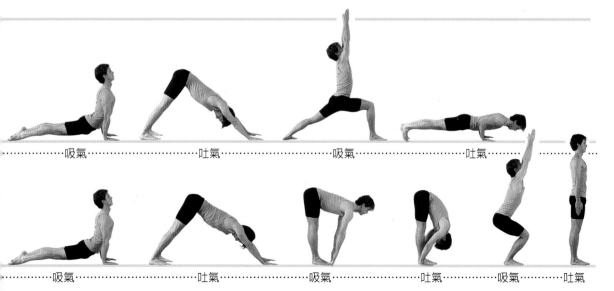

吸氣　　吐氣　　吸氣　　吐氣

吸氣　　吐氣　　吸氣　　吐氣　　吸氣　　吐氣

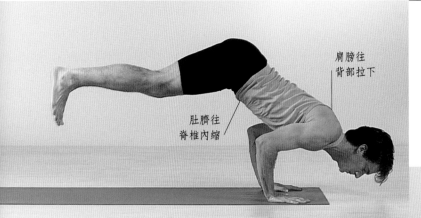

肩膀往
背部拉下

肚臍往
脊椎內縮

5　轉換動作

吐氣，將身體的重量往前挪移到雙手，手臂屈起。運用會陰、腹部的結印，提起髖部，雙腿往後一推，著地時雙腳與臀部同寬。眼睛看著地板。

6　屈肘棒式

一邊吐氣，身體往下至離地約10到15公分，並與地板平行，像是伏地挺身的姿勢。肩膀保持方正，手肘夾緊身體，眼睛注視地板。

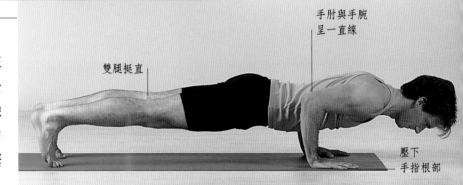

雙腿挺直

手肘與手腕
呈一直線

壓下
手指根部

7　抬犬式

吸氣，腳尖往前滾，讓腳背著地（見24頁）。手臂伸直，髖部往前推，讓脊椎往前呈弓形，伸展腹部。眼睛注視上方。

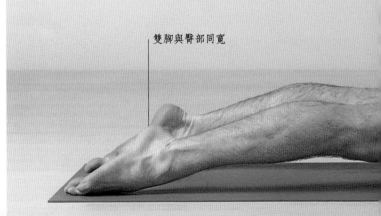

雙腳與臀部同寬

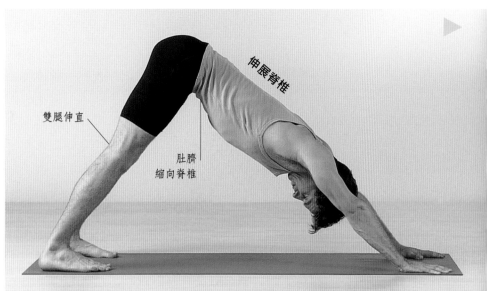

伸展脊椎

雙腿伸直

肚臍
縮向脊椎

8 伏犬式

吐氣，腳背往後滾，腳跟往下踩地板，此時恥骨向後推。手、腳的位置固定不動，髖部往上推高，徹底伸展脊椎，手指根部往下壓，把身體推離地板。下巴微縮，眼睛注視肚臍。

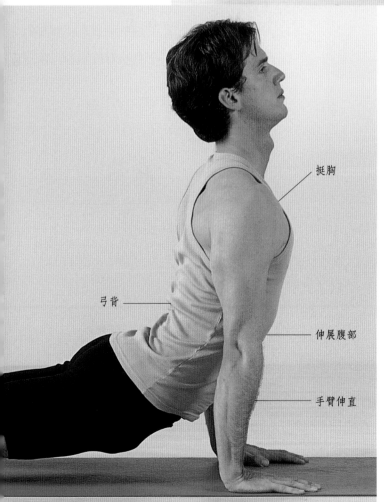

挺胸

弓背

伸展腹部

手臂伸直

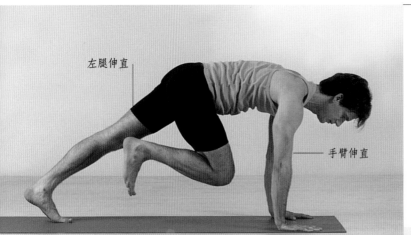

左腿伸直

手臂伸直

9 轉換動作

吸氣，右腳往前跨一大步，右腳膝蓋必須朝正前方。左腳以前腳掌著地。眼睛注視雙手之間。

膝蓋在腳踝的正上方

10 轉換動作

繼續吸氣，右腳跨到兩手之間，並與雙手平行。注意膝蓋要在腳踝的正上方。頭抬起來，注視前方。

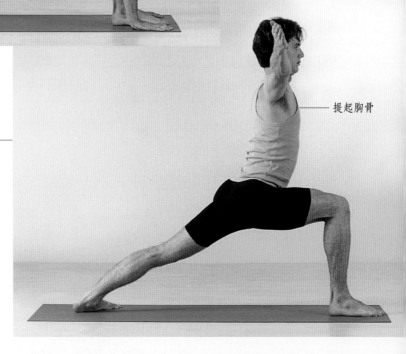

提起胸骨

11 轉換動作

繼續吸氣，左腳跟往內轉45度，讓左腳踩在地板上。雙臂舉至兩側，手掌轉向上方。眼睛注視前方。

12 勇士式A式

吸氣快結束時，雙臂舉至頭的上方並合掌，由指尖伸展出去，並拉長軀幹。右腳膝蓋必須在腳踝的正上方。肋骨縮回，以免弓起下背部。提起會陰中央，以運用會陰的結印。眼睛注視上方的拇指。

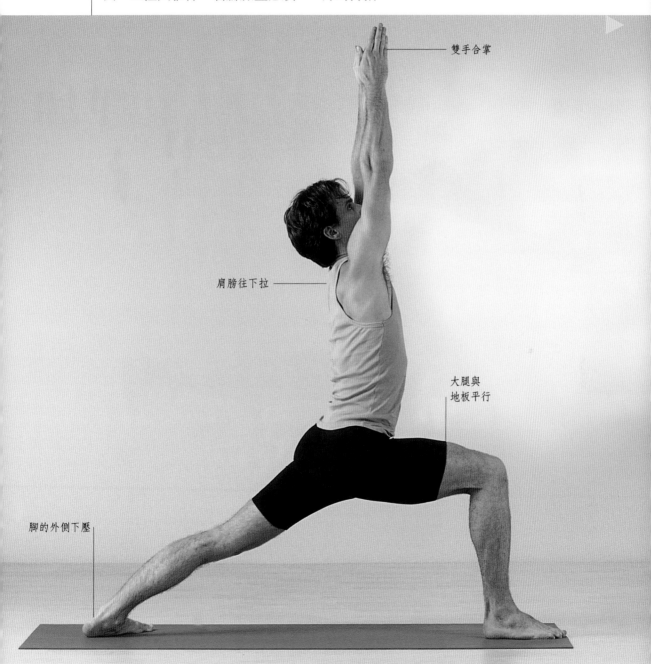

雙手合掌

肩膀往下拉

大腿與地板平行

腳的外側下壓

13 轉換動作

開始吐氣，同時手臂往下
擺，把手放到肩膀的正下方，掌心
平放在地板上。踮起左腳腳尖，注
視下方略爲偏前處。接著，右腳往
後跨一大步，與左腳平行。

14 屈肘棒式

吐氣，身體往
下壓到離地10到15公
分，並與地板平行。
肩膀保持方正，手肘
夾緊身體，眼睛注視
地板。

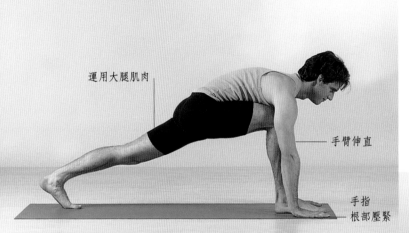

運用大腿肌肉

手臂伸直

手指
根部壓緊

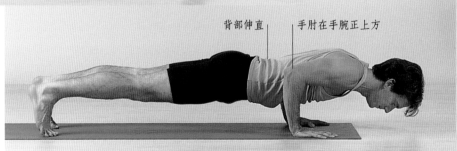

背部伸直   手肘在手腕正上方

15 抬犬式

一邊吸氣，髖部往前推，
腳尖往前滾，而以腳背貼地（見
24頁）。弓起脊椎，並伸展腹
部，眼睛注視上方。

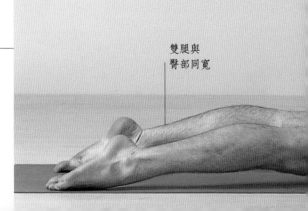

雙腿與
臀部同寬

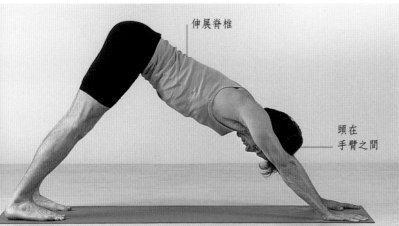

伸展脊椎

頭在
手臂之間

16 伏犬式

一邊吐氣，腳背往後滾，同時抬起髖部，讓腳跟踩地板。壓下手指根部，將身體推離地板。

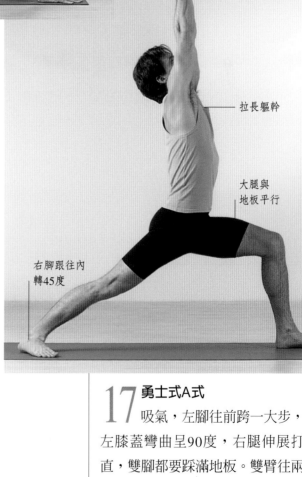

眼睛往上
注視拇指

拉長軀幹

大腿與
地板平行

右腳跟往內
轉45度

17 勇士式A式

吸氣，左腳往前跨一大步，左膝蓋彎曲呈90度，右腿伸展打直，雙腳都要踩滿地板。雙臂往兩邊舉起，並在頭頂上方合掌。眼睛往上注視拇指。

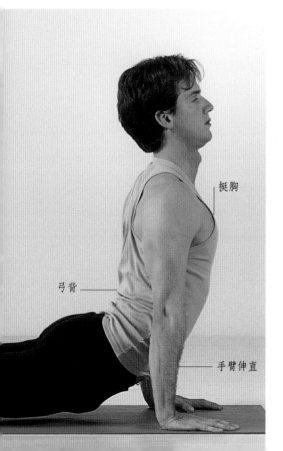

挺胸

弓背

手臂伸直

18 屈肘棒式

吐氣，手臂往兩側放下，然後擺向地板，雙手放在肩膀的正下方，然後左腳往後跨一大步，讓身體與地板平行，記得雙腿要挺直。肚臍縮向脊椎，眼睛注視地板。

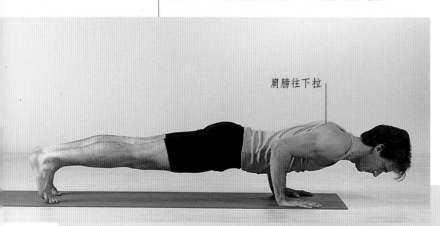

肩膀往下拉

19 抬犬式

一邊吸氣，腳尖往前滾，讓腳背貼地（見24頁），此時伸直手臂、挺胸，讓脊椎呈弓形。注視前方略為偏上處。

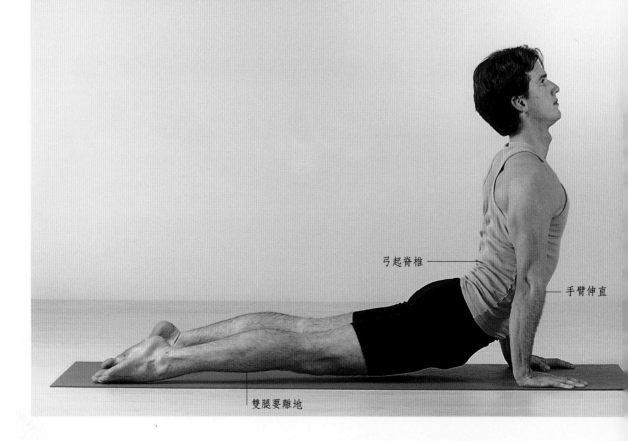

弓起脊椎

手臂伸直

雙腿要離地

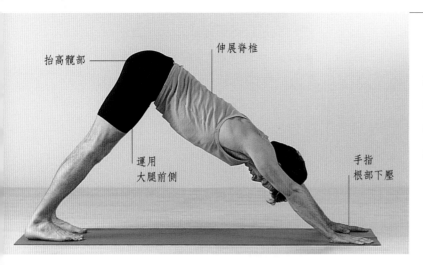

抬高髖部

伸展脊椎

運用
大腿前側

手指
根部下壓

20 伏犬式
一邊吐氣，腳背往後滾，讓腳跟踩地板。此時髖部往天花板抬高，而恥骨往後推。盡量伸展脊椎，同時眼睛注視肚臍。

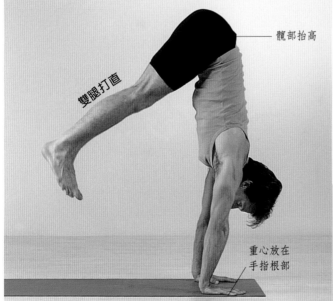

髖部抬高

雙腿打直

重心放在
手指根部

21 轉換動作
吐氣，往前一躍。腳彈離地板時，記得讓腿稍微彎曲，臀部在半空中要抬高，此時收束會陰、腹部。接著雙腿伸直，並讓腿往身體靠近。手臂打直，眼睛注視地板。

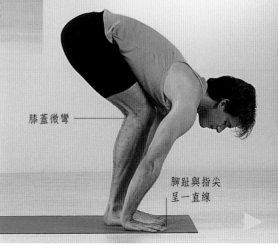

膝蓋微彎

腳趾與指尖
呈一直線

22 轉換動作
吐氣結束時，雙腳著地於兩手之間；以蜷伏的姿勢著地，並讓膝蓋微彎，將身體重量平均分配到四肢。

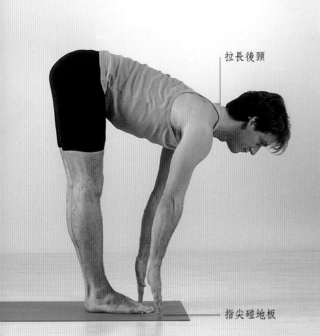

拉長後頸

指尖碰地板

23 站立半前彎式

一邊吸氣，挺起胸骨，並伸直脊椎。手臂伸直，用指尖碰觸腳趾前方的地板。記得提高膝蓋骨。此時眼睛注視前方的地板。

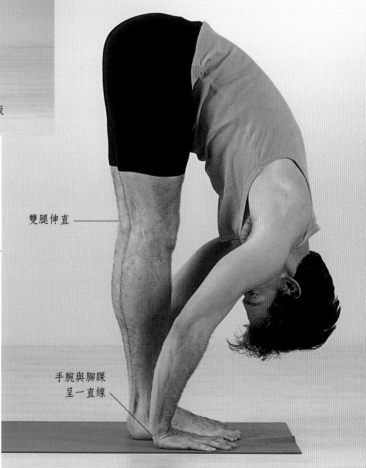

雙腿伸直

手腕與腳踝
呈一直線

24 站立前彎式

吐氣，身體從髖關節往前彎下，盡量往下拉長脊椎。頭頂朝向地板伸展，手掌平放在腳兩側，並與腳平行。此時眼睛注視肚臍。

25 合掌半蹲山式

一邊吸氣，手臂往上擺到身體兩側，並舉到頭頂上方。同時，彎起膝蓋，並讓下腹、坐骨往後縮，身體呈半蹲的姿勢。吸氣結束時，讓雙手合掌。

26 山式

開始吐氣，雙腿打直，手臂往下擺到身體兩側，掌心朝內。身體盡量挺立站直，讓全身拉長、伸展。眼睛注視前方。

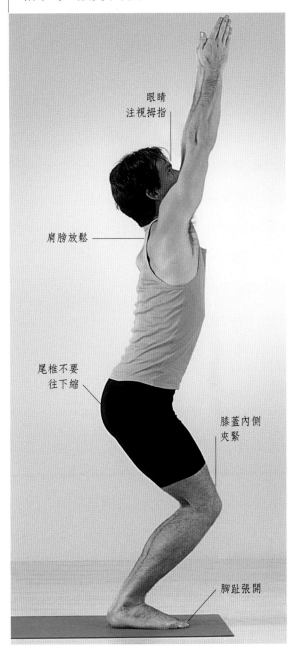

眼睛
注視拇指

肩膀放鬆

尾椎不要
往下縮

膝蓋內側
夾緊

腳趾張開

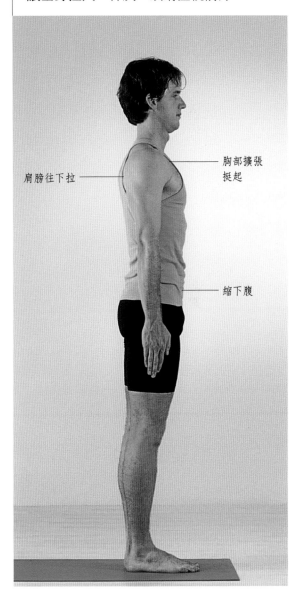

肩膀往下拉

胸部擴張
挺起

縮下腹

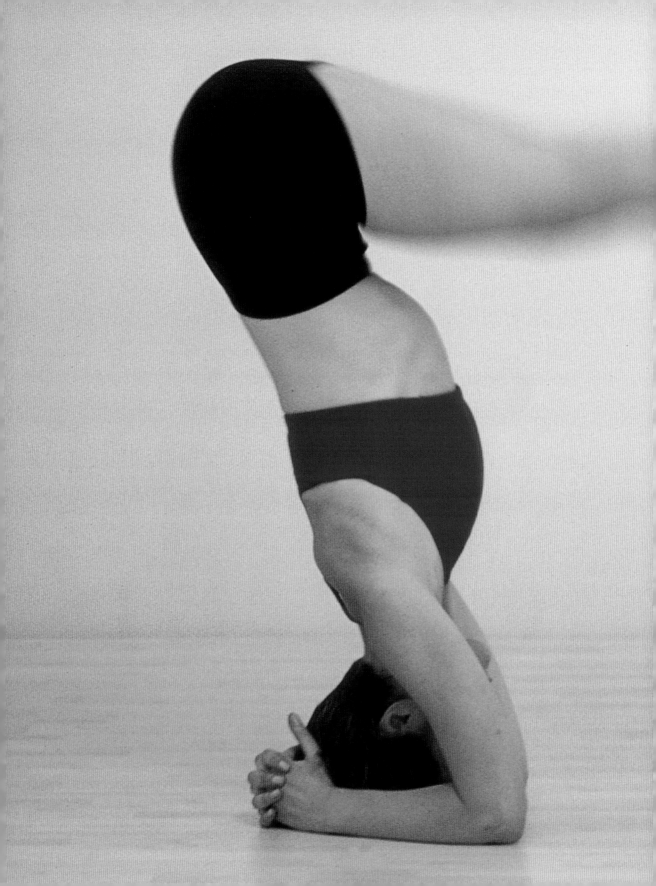

瑜伽體位法

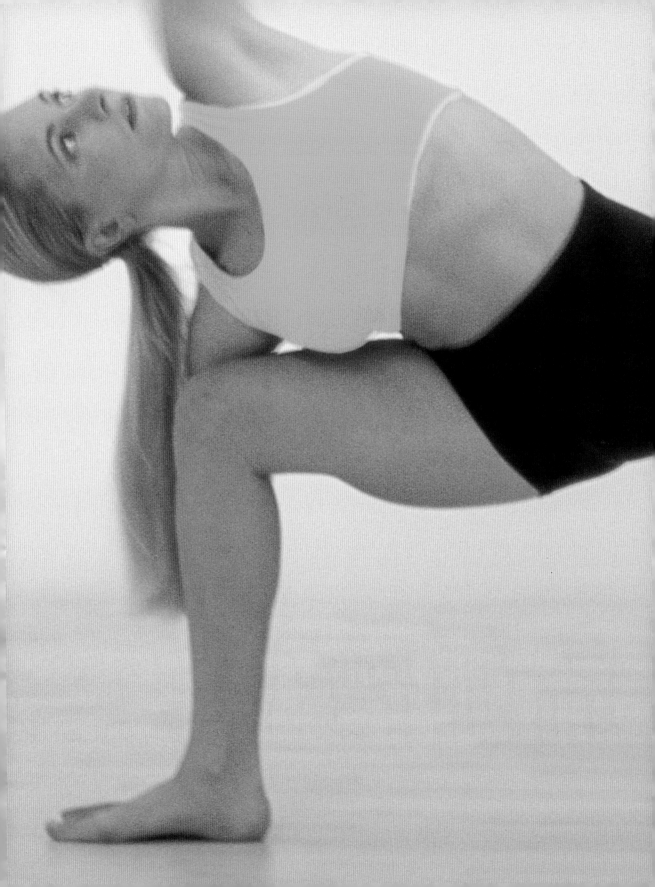

站姿體位法

經過適當的暖身、調息後,現在可以開始進行站姿體位法了。練習以下的站姿體位法,將學會讓身體平衡,並認識姿勢正確的重要性。要有耐心,經過確切的應用及練習,你很快會發現自己的體能及專注力獲得改善。

轉換動作
側跳躍式

做完拜日式後，可以做跳躍式這個轉換動作，另外也可以在
48-67頁介紹的站姿體位法之間，穿插跳躍動作。跳躍是令
人振奮的動作，能有效鍛鍊體力及協調性。背部、膝蓋有傷
及生理期間，避免做跳躍動作，只要直接跨步再收回來即可
（見47頁的替代姿勢）。

1 站在瑜伽墊前端，雙腳併攏。雙手在
胸前合掌，如祈禱的手勢。然後一邊
吐氣，一邊半蹲，準備好跳躍。重心稍微
往前，眼睛注視前方。

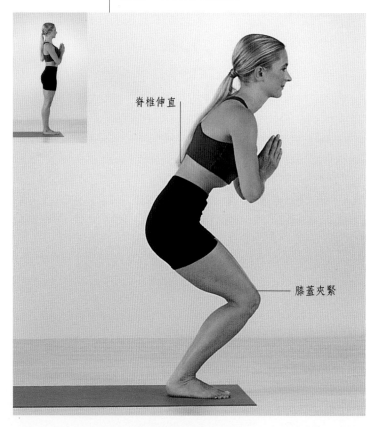

脊椎伸直

膝蓋夾緊

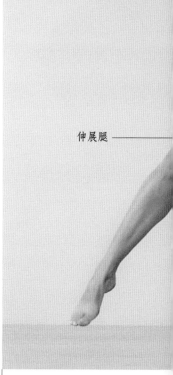

伸展腿

2 吸氣，身體往上一
跳，手臂張開。兩
隻腳必須同時離地，並
在跳躍時，全身旋轉90
度，面向右邊。

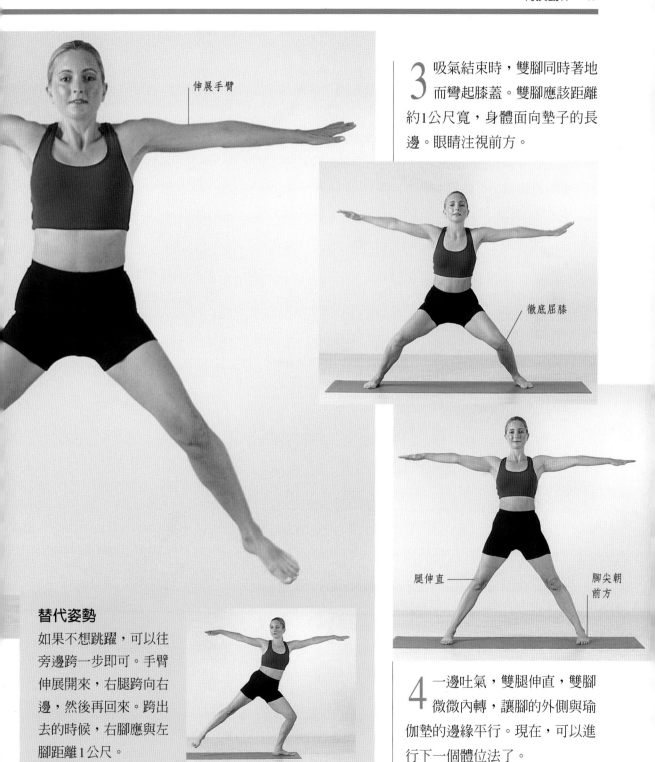

伸展手臂

3 吸氣結束時，雙腳同時著地
而彎起膝蓋。雙腳應該距離
約1公尺寬，身體面向墊子的長
邊。眼睛注視前方。

徹底屈膝

替代姿勢

如果不想跳躍，可以往
旁邊跨一步即可。手臂
伸展開來，右腿跨向右
邊，然後再回來。跨出
去的時候，右腳應與左
腳距離1公尺。

腿伸直

腳尖朝
前方

4 一邊吐氣，雙腿伸直，雙腳
微微內轉，讓腳的外側與瑜
伽墊的邊緣平行。現在，可以進
行下一個體位法了。

伸展三角式
UTTHITA TRIKONASANA

伸展三角式可培養身體平衡、穩定及敏銳的專注力。伸展三角式是律動瑜伽中打開髖關節的第一個體位法。練習伸展三角式時，運用結印來加深呼吸，並改善平衡感。維持這個姿勢，做五到八次呼吸，然後換左邊重複步驟。

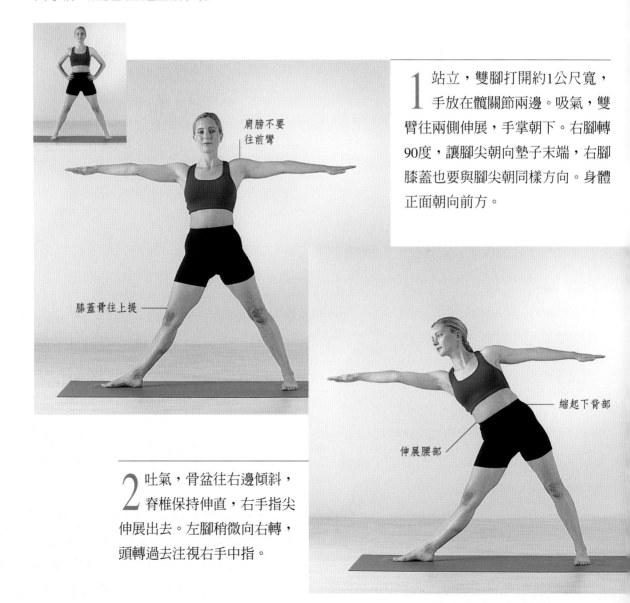

肩膀不要往前彎

膝蓋骨往上提

1 站立，雙腳打開約1公尺寬，手放在髖關節兩邊。吸氣，雙臂往兩側伸展，手掌朝下。右腳轉90度，讓腳尖朝向墊子末端，右腳膝蓋也要與腳尖朝同樣方向。身體正面朝向前方。

縮起下背部

伸展腰部

2 吐氣，骨盆往右邊傾斜，脊椎保持伸直，右手指尖伸展出去。左腳稍微向右轉，頭轉過去注視右手中指。

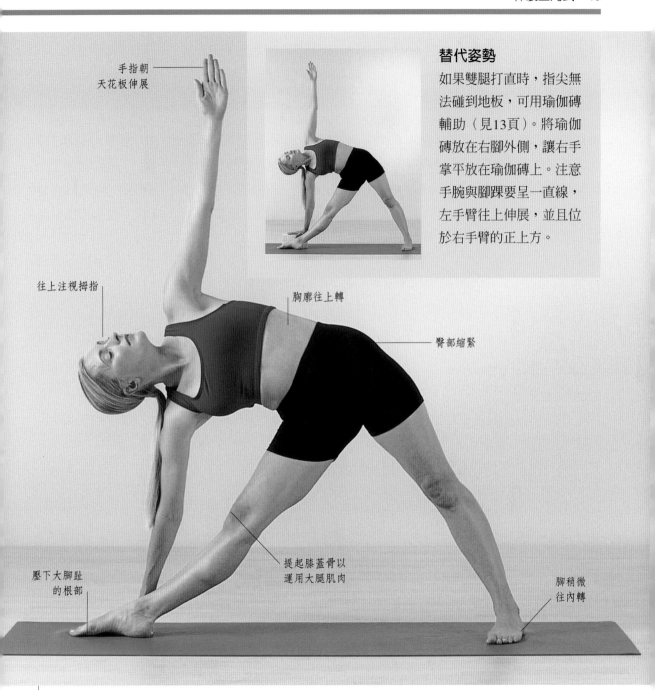

替代姿勢

如果雙腿打直時，指尖無法碰到地板，可用瑜伽磚輔助（見13頁）。將瑜伽磚放在右腳外側，讓右手掌平放在瑜伽磚上。注意手腕與腳踝要呈一直線，左手臂往上伸展，並且位於右手臂的正上方。

手指朝天花板伸展

往上注視拇指

胸廓往上轉

臀部縮緊

提起膝蓋骨以運用大腿肌肉

壓下大腳趾的根部

腳稍微往內轉

3 吐氣結束時，右手往下擺，讓指尖靠在右腳外側的地板上，左手往上舉起，伸展軀幹的兩邊，頭頂也向外延伸出去。雙腳均站穩、貼地，腳趾張開。維持這個姿勢，做五到八次呼吸。然後吸氣，回到步驟1，伸展身體的另一邊。結束後，身體跳回瑜伽墊的前端，準備做側跳躍式（見46-47頁），接著進行下一個姿勢。

勇士式B式
VIRABHADRASANA B

這個體位法是勇士式系列（見58-59頁、74-75頁）的動作之一。勇士式的梵文名稱是取自印度傳說中一位名叫Virabhadra的勇士。勇士式B式可鍛鍊體力、耐力，緩和頸部、肩膀僵硬，並讓膝蓋及髖關節更有彈性。維持這個姿勢不動，做五到八次呼吸，然後換邊重複同樣步驟。

1 雙腳大步的打開，手放在髖關節上。接著吸氣，右腳往外轉90度，左腳微微內轉。手臂伸展出去，且手掌朝下，頭轉過來注視右手中指。

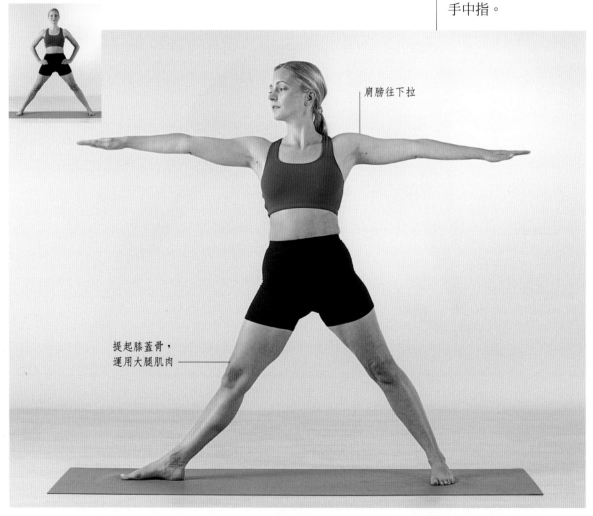

肩膀往下拉

提起膝蓋骨，運用大腿肌肉

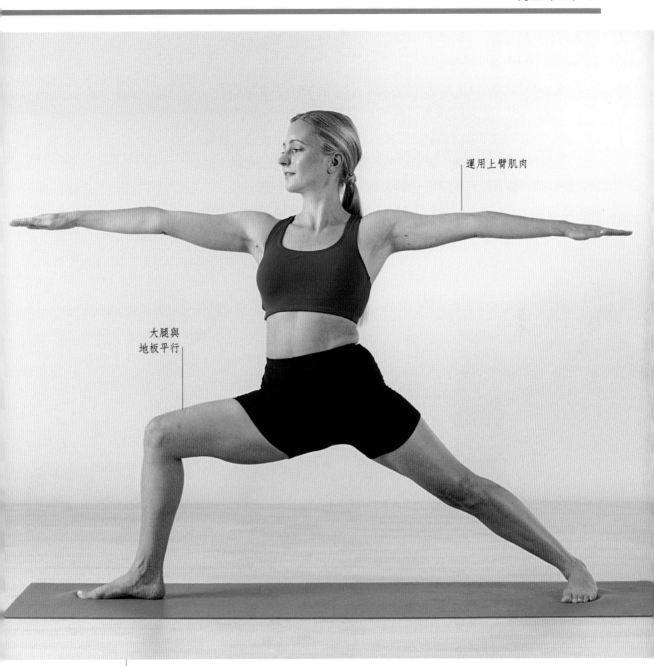

運用上臂肌肉

大腿與
地板平行

2 吐氣，右膝蓋彎曲，讓膝蓋在腳踝正上方，右小腿與右大腿呈90度。身體往下，並提起會陰，運用會陰的結印。壓下左腳外側，維持正常的足弓。這個姿勢維持不動，做五到八次呼吸，然後吸氣，回到步驟1，換邊重複同樣動作。然後跳躍回到瑜伽墊前端，準備好做側跳躍式（見46-47頁），接著進行下一個姿勢。

側伸展式
UTTHITA PARSVAKONASANA

這個姿勢很適合練習運用會陰及腹部的結印：吐氣快結束時，會陰縮緊、肚臍縮向脊椎。側伸展式也能放鬆肩頸，修飾腰部曲線。維持這個姿勢，做五到八次呼吸，然後換左邊重複同樣步驟。

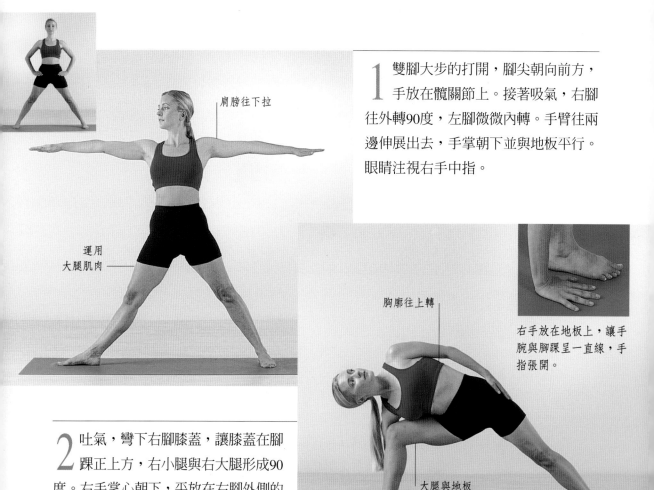

肩膀往下拉

運用
大腿肌肉

1 雙腳大步的打開，腳尖朝向前方，手放在髖關節上。接著吸氣，右腳往外轉90度，左腳微微內轉。手臂往兩邊伸展出去，手掌朝下並與地板平行。眼睛注視右手中指。

胸廓往上轉

右手放在地板上，讓手腕與腳踝呈一直線，手指張開。

2 吐氣，彎下右腳膝蓋，讓膝蓋在腳踝正上方，右小腿與右大腿形成90度。右手掌心朝下，平放在右腳外側的地板。左手則靠著髖關節。眼睛注視天花板。

大腿與地板
保持平行

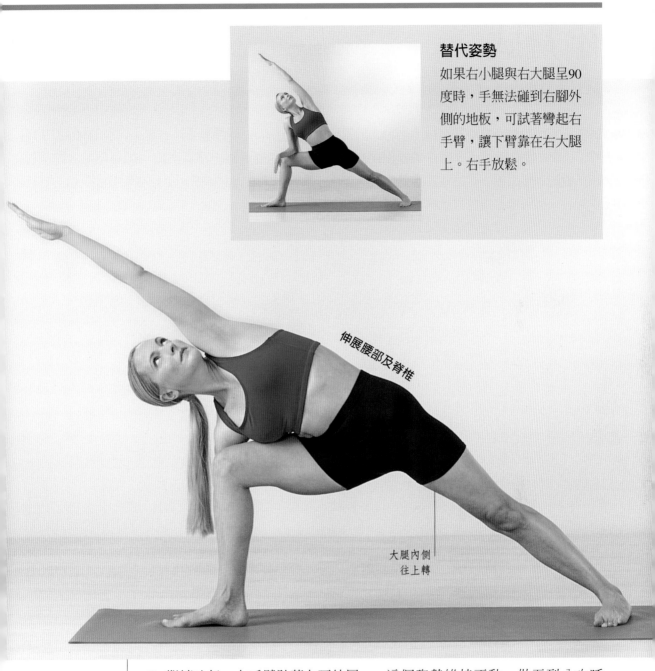

替代姿勢
如果右小腿與右大腿呈90度時，手無法碰到右腳外側的地板，可試著彎起右手臂，讓下臂靠在右大腿上。右手放鬆。

伸展腰部及脊椎

大腿內側
往上轉

3 繼續吐氣，左手臂貼著左耳伸展出去。由指尖徹底的把手臂往外拉長、延伸；從左腳外側到左手指尖都呈一直線。臀部縮緊，薦骨往內縮。頭轉向腋下，並注視左手掌心。

這個姿勢維持不動，做五到八次呼吸。接著吸氣，回到步驟1，並換邊重複同樣動作。然後跳回瑜伽墊前端，準備做側跳躍式（見46-47頁），接著進行下一個姿勢。

半月式
ARDHA CHANDRASANA

這個姿勢的身體形狀很像半月。半月式的梵文名稱中，ardha的意思是「一半」，而chandra即「月亮」。這個體位法不但很適合鍛鍊平衡感及專注力，也能夠強化下背肌肉。如果做這個體位法時，很難保持平衡，可以背靠牆壁練習，加強平衡。先從右邊開始做，維持姿勢不動，做五到八次呼吸，然後換左邊重複步驟。

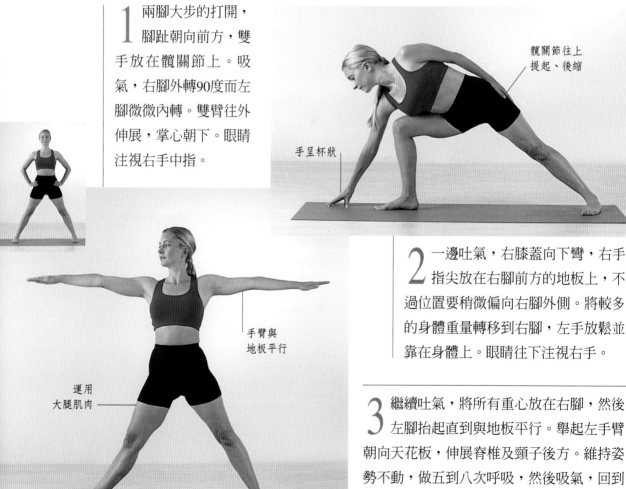

1 兩腳大步的打開，腳趾朝向前方，雙手放在髖關節上。吸氣，右腳外轉90度而左腳微微內轉。雙臂往外伸展，掌心朝下。眼睛注視右手中指。

髖關節往上提起、後縮

手呈杯狀

手臂與地板平行

運用大腿肌肉

2 一邊吐氣，右膝蓋向下彎，右手指尖放在右腳前方的地板上，不過位置要稍微偏向右腳外側。將較多的身體重量轉移到右腳，左手放鬆並靠在身體上。眼睛往下注視右手。

3 繼續吐氣，將所有重心放在右腳，然後左腳抬起直到與地板平行。舉起左手臂朝向天花板，伸展脊椎及頸子後方。維持姿勢不動，做五到八次呼吸，然後吸氣，回到步驟1，換邊重複同樣動作。接著做側跳躍式（見46-47頁），準備進行下一個姿勢。

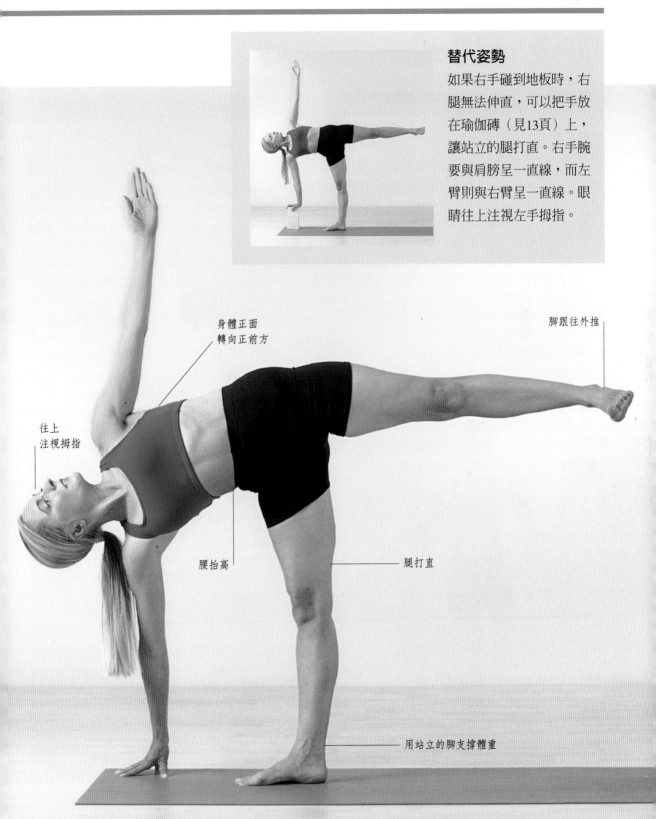

替代姿勢

如果右手碰到地板時，右腿無法伸直，可以把手放在瑜伽磚（見13頁）上，讓站立的腿打直。右手腕要與肩膀呈一直線，而左臂則與右臂呈一直線。眼睛往上注視左手拇指。

身體正面轉向正前方

腳跟往外推

往上注視拇指

腰抬高

腿打直

用站立的腳支撐體重

前後分腿式
PARSVOTTANASANA

前後分腿式的梵文名稱中，parsva意思是「向側邊」，而uttana是指「激烈伸展」。雙手在背後合掌呈祈禱手勢，可幫助脊椎伸直。這個體位法也能放鬆肩膀、擴張胸腔；而身體彎向前腿時，可徹底伸展身體，並連帶拉開前腿腿筋。維持這個姿勢，做五到八次呼吸，然後換邊重複一次。

1 雙腳大步打開，腳趾朝向前方，雙手放在髖部。吸氣時，將右腳及骨盆轉向瑜伽墊的一端，左腳則順著骨盆的轉動而往內轉。

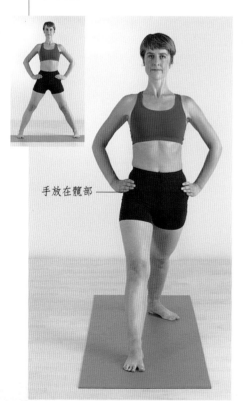

手放在髖部

2 吐氣時，雙手在背上合掌，讓小指靠在脊椎上，肩膀往背部下方伸展。

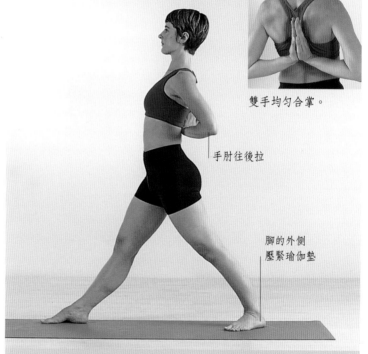

雙手均勻合掌。

手肘往後拉

腳的外側壓緊瑜伽墊

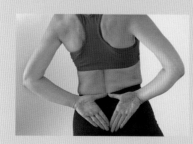

替代姿勢
如果手在背後難以合掌，就把手背貼住下背部即可。

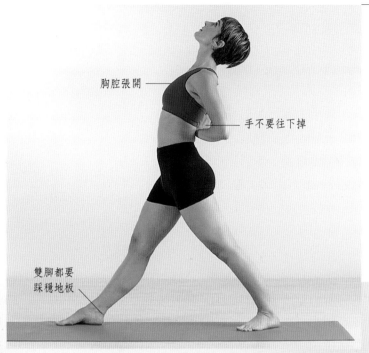

胸腔張開

手不要往下掉

雙腳都要
踩穩地板

3 吸氣，挺起胸骨，伸展身體兩側，稍微弓起下背部，注視天花板。記得不必過度弓背。

4 吐氣，身體往右腿彎下，眼睛看著大腳趾，維持這個姿勢做五到八次呼吸。接著吸氣，回到步驟1，換邊重複一次。完成後，跳回瑜伽墊的一端，做側跳躍式（見46-47頁），接著進行下一個姿勢。

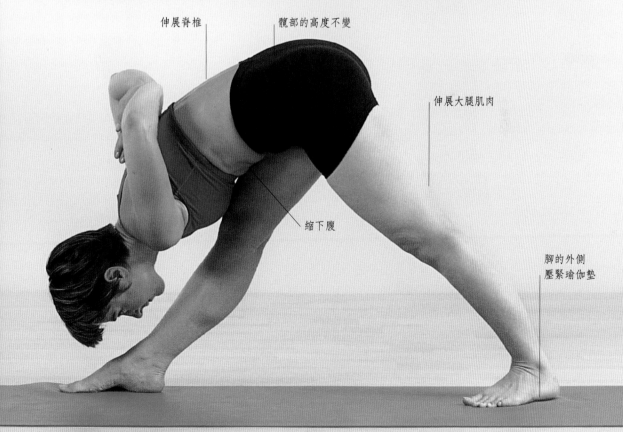

伸展脊椎

髖部的高度不變

伸展大腿肌肉

縮下腹

腳的外側
壓緊瑜伽墊

勇士式A式
VIRABHADRASANA A

做勇士式A式時，要把合掌的雙手舉高，像勇士舉起一把劍一樣。拿出勇士的精神，讓身體挺立站穩，屹立不搖。這個體位法可舒緩頸部的僵硬，燃燒髖部周圍的脂肪。維持這個姿勢，做五到八次呼吸，然後換邊重複一次。

1 雙腳很大步的跨開，腳趾朝前，手放在髖部。吸氣，整個身體右轉90度，左腳稍微往內轉，讓左邊的髖關節往前，而右邊的髖關節往後。

2 繼續吸氣，雙手舉到兩側，然後往天花板舉高，在頭上方合掌呈祈禱手勢，眼睛注視前方。

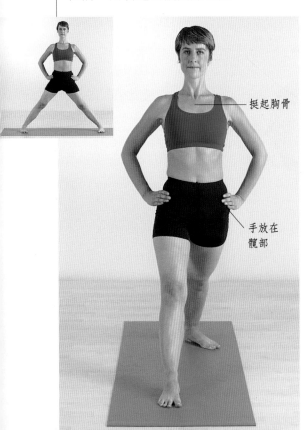

挺起胸骨

手放在髖部

提起膝蓋骨

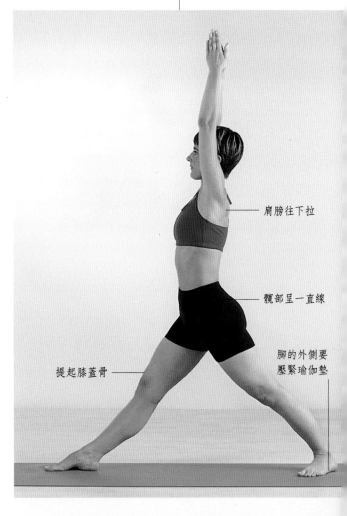

肩膀往下拉

髖部呈一直線

腳的外側要壓緊瑜伽墊

3 吐氣，膝蓋彎曲呈90度，膝蓋在右腳踝的正上方。提起會陰，身體背面往下拉，左腳外側及右腳大腳趾的根部壓緊瑜伽墊。眼睛注視上方的拇指。維持這個姿勢，做五到八次呼吸。接著吸氣，回到步驟1，換邊重複一次。完成後，跳回瑜伽墊的前端，準備做側跳躍式（見46-47頁），接著進行下一個姿勢。

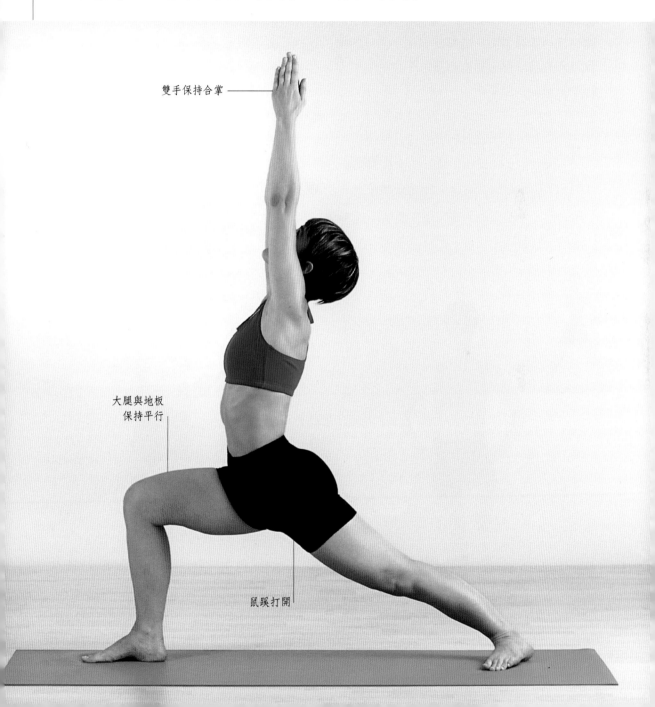

雙手保持合掌

大腿與地板
保持平行

鼠蹊打開

側轉身式

PARIVRTTA PARSVAKONASANA

這個體位法是側伸展式（見52-53頁）的反動作。側轉身式可以扭轉脊椎、按摩腹肌，並幫助消化、活化內臟。維持這個姿勢，做五到八次呼吸，然後換邊重複做一次。

1 雙腳大步的打開，腳趾對著前方，手放在髖部。吸氣，整個身體往右轉90度，左腳微微內彎，讓左髖關節能往前，右髖關節往後。眼睛注視前方。

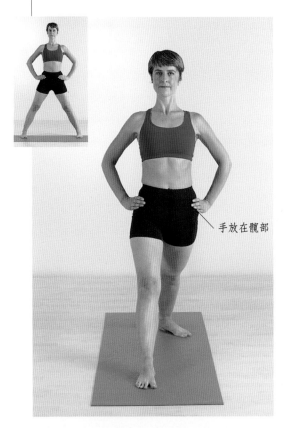

手放在髖部

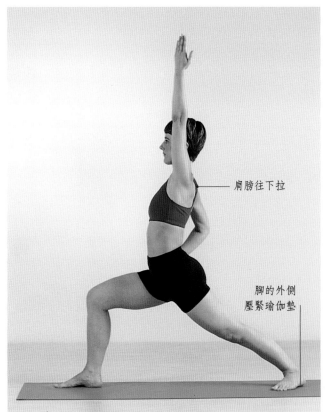

肩膀往下拉

腳的外側
壓緊瑜伽墊

2 繼續吸氣，右腳膝蓋往下彎曲呈90度，膝蓋就在右腳踝的正上方，右大腿與地板保持平行。舉起左手臂，徹底伸展脊椎，準備向右邊扭轉。眼睛注視前方。

3 吐氣，上半身扭向右邊，左手臂的後方靠著右膝蓋外側，左腳外側要壓緊瑜伽墊。

4 吐氣結束時，將左手放在右腳外側旁的墊子上，右手臂在右耳上方伸展出去，眼睛注視上方。這個姿勢維持不動，做五到八次呼吸。吸氣，回到步驟1，然後換邊重複做一次。接著，跳回瑜伽墊前端，做側跳躍式（見46-47頁），然後進行下一個姿勢。

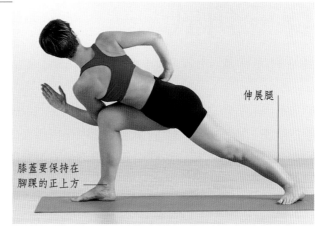

伸展腿

膝蓋要保持在腳踝的正上方

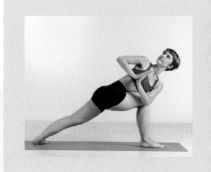

替代姿勢

如果手無法碰到地板，就把左手臂放在右大腿上，雙手合掌呈祈禱手勢。右手肘盡量往上抬高。

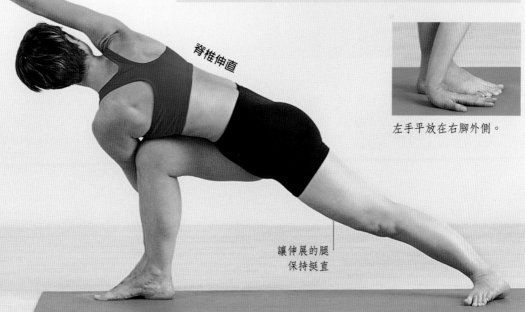

脊椎伸直

左手平放在右腳外側。

讓伸展的腿保持挺直

轉身三角式
PARIVRTTA TRIKONASANA

這個體位法是伸展三角式（見48-49頁）的反動作，可以強化大腿、小腿的肌肉，也能舒緩緊繃的背部，而所有扭轉上半身的體位法皆能活化腹部的內臟，伸展髖部的肌肉。記得要縮緊會陰以幫助保持平衡。必要時可用瑜伽磚輔助（見13頁）。維持這個姿勢，做五到八次呼吸，然後換邊重複一次。

1 雙腳大步的打開，腳趾面對正前方，手放在髖部上。接著吸氣，整個身體往右轉90度，左腳微微往內轉。

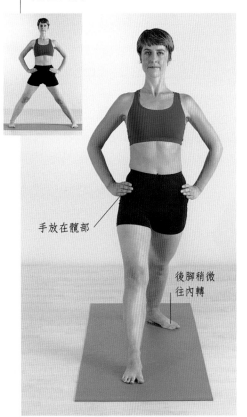

手放在髖部

後腳稍微往內轉

2 繼續吸氣，舉起左手臂，徹底伸展脊椎。右邊的髖關節往後拉，左邊的髖關節往前推。

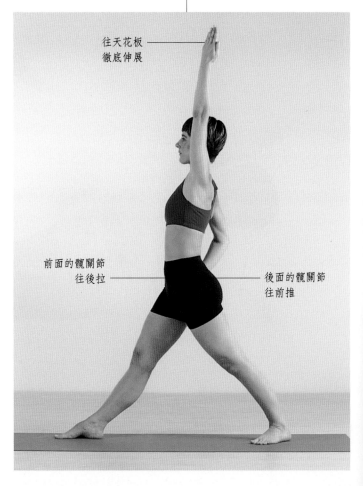

往天花板徹底伸展

前面的髖關節往後拉

後面的髖關節往前推

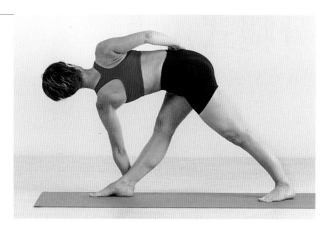

3 吐氣，上半身往右邊扭轉，並把左手掌心放在右腳外側，肩胛骨往背部推下。

4 吐氣結束時，舉起右手，從指尖徹底伸直整隻手臂，上半身從髖關節徹底往右扭轉。吸氣回到步驟1，換邊重複一次。完成後，跳回瑜伽墊前端，做側跳躍式（見46-47頁），準備做下一個姿勢。

替代姿勢

如果左手碰到地板時，右腿無法伸直，就在右腳外側擺一塊瑜伽磚，左手掌心朝下平放在瑜伽磚上。記得讓手腕與腳踝呈一直線。

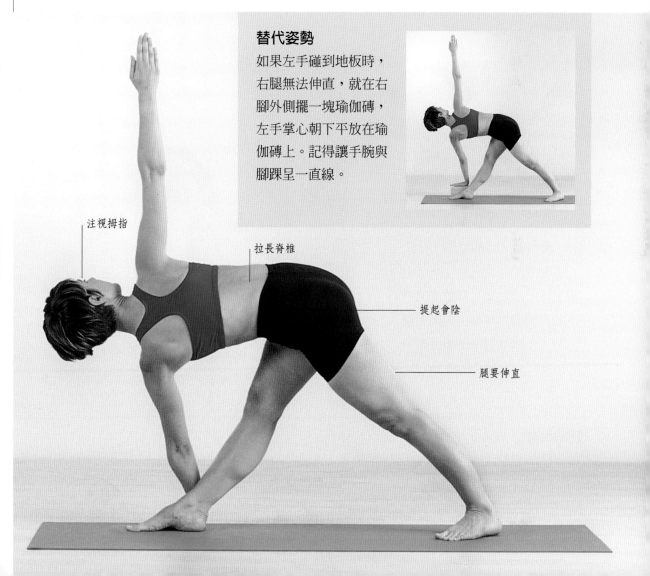

注視拇指

拉長脊椎

提起會陰

腿要伸直

分腿式A式
PRASARITA PADOTTANASANA A

這個體位法很適合無法做頭立式的人。如果你的頭頂無法碰到地板，不用擔心，熟能生巧，勤加練習就會進步。這個體位法可以讓腿張開、伸展，刺激腿筋、鍛鍊大腿內收肌，也有助於消化。維持這個姿勢不動，做五到八次的呼吸。

替代姿勢

如果手碰地板時，腿無法伸直，那就屈膝，直到手可以平放在地板爲止。眼睛注視前方。

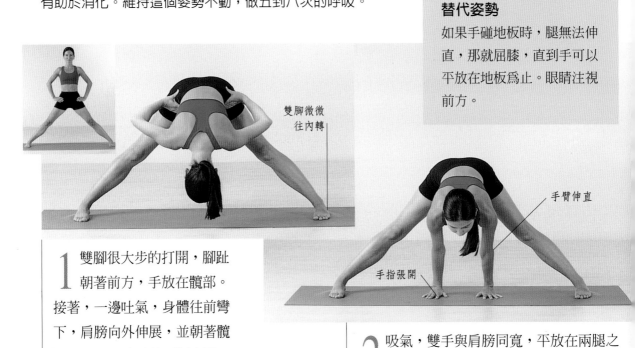

雙腳微微往內轉

手臂伸直

手指張開

1 雙腳很大步的打開，腳趾朝著前方，手放在髖部。接著，一邊吐氣，身體往前彎下，肩膀向外伸展，並朝著髖部拉近。眼睛看著兩腿之間。

2 吸氣，雙手與肩膀同寬，平放在兩腿之間的地板上。上半身抬起來，拉長脊椎及頸部後方。眼睛注視前方稍微向上處。

連續動作圖

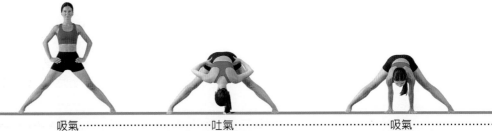

吸氣⋯⋯⋯⋯⋯⋯⋯⋯⋯⋯⋯吐氣⋯⋯⋯⋯⋯⋯⋯⋯⋯⋯⋯吸氣

3 一邊吐氣，一邊彎下手肘，讓頭頂碰到兩手之間的地板。不要勉強讓頭碰地，以免使脊椎彎曲。盡你所能伸展脊椎、低頭就好。肩膀往地板的反方向抬起來。眼睛往後注視兩腿之間。這個姿勢維持不動，做五到八次呼吸。

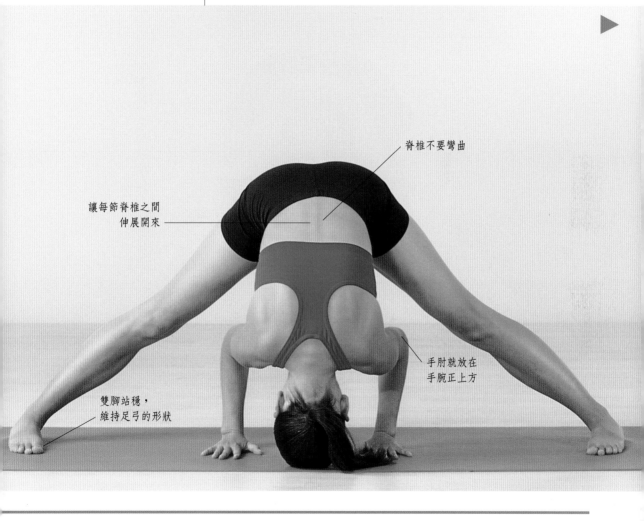

脊椎不要彎曲

讓每節脊椎之間
伸展開來

手肘就放在
手腕正上方

雙腳站穩，
維持足弓的形狀

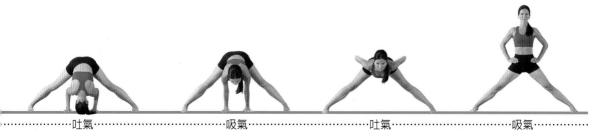

吐氣 ⋯⋯⋯⋯　　　吸氣 ⋯⋯⋯⋯　　　吐氣 ⋯⋯⋯⋯　　　吸氣 ⋯⋯⋯⋯

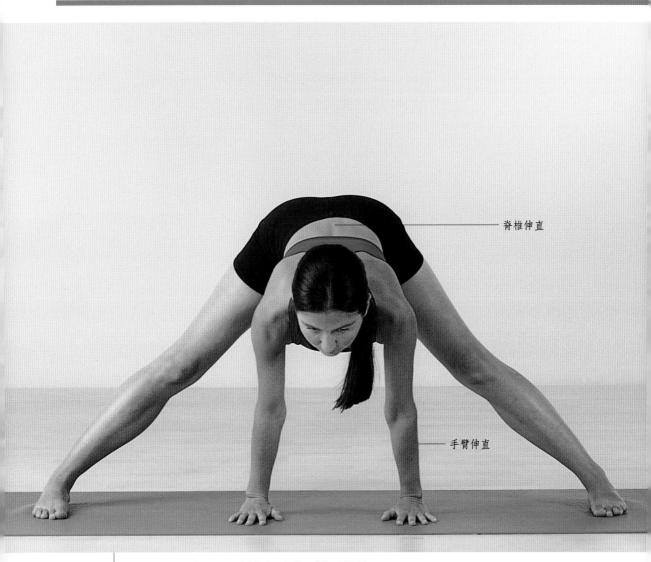

脊椎伸直

手臂伸直

4 一邊吸氣，一邊伸直手臂，雙手繼續
平放在地板上不動。上半身提起，讓
脊椎伸直，但是不要過度弓背。眼睛注視
前方略為偏上處。

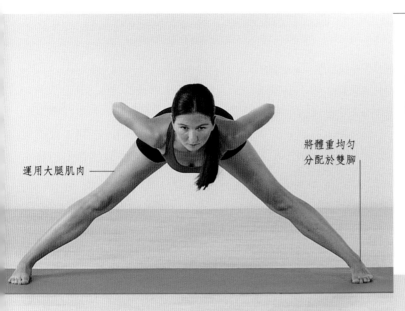

運用大腿肌肉 ——

將體重均勻
分配於雙腳

5 吐氣,手放回髖部,讓大拇指朝向臀部。接著,挺起胸骨,繼續拉長並伸直脊椎,準備好站立。眼睛看著前方。

6 一邊吸氣,手繼續放在髖部,身體慢慢起來呈站姿,然後跳回瑜伽墊的前端,做側跳躍式(見46-47頁),準備做下一個姿勢。

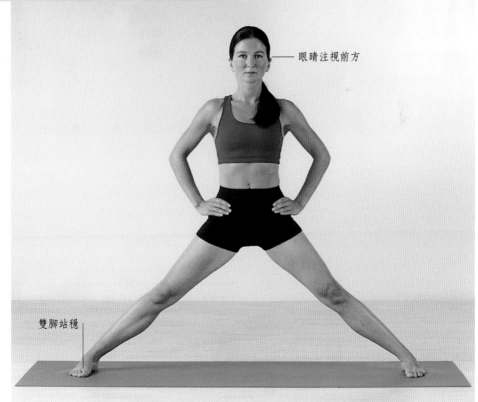

—— 眼睛注視前方

雙腳站穩

握腳趾前彎式與壓掌前彎式
PADANGUSTHASANA & PADAHASTASANA

這些前彎的站姿可以加強會陰肌肉的功用及控制力；運用會陰的結印時，就是用這部位的肌肉。如果你的下背部很僵硬，記得膝蓋要彎下，讓脊椎保持平穩。維持這兩種姿勢不動，各做五到八次呼吸。

2 繼續吐氣，手指抓住大腳趾。頭頂靠近地板，眼睛注視兩腿之間，並縮緊會陰。維持這個姿勢不動，做五到八次呼吸。

1 雙腳站開，與臀部同寬，把手放在髖部。一邊吐氣，一邊往前彎下，記得脊椎要伸直。

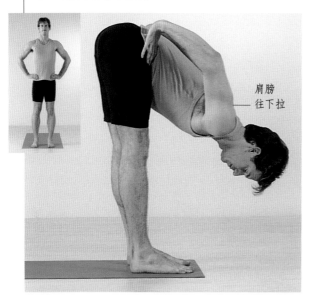

肩膀
—— 往下拉

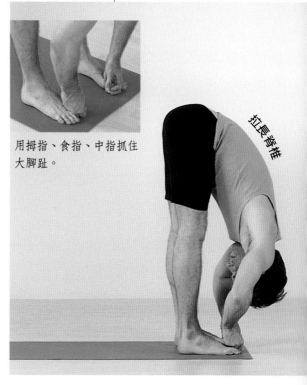

用拇指、食指、中指抓住大腳趾。

拉長脊椎

連續動作圖

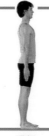

吸氣…………… 開始吐氣…………… 吐氣完畢…………… 開始吸氣……………

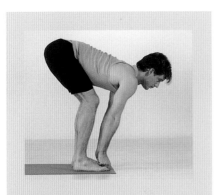

替代姿勢

如果抓住大腳趾時，腿無法伸直，就彎下膝蓋直到可以緊抓住大腳趾，且手臂可以伸直為止。記得手腕要伸直，將全身體重均勻分配於雙腳，眼睛注視前方。

3 吸氣，身體慢慢抬起來，手繼續緊抓住大腳趾，手臂伸直。眼睛注視前方。

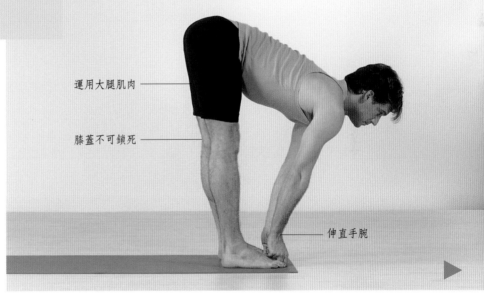

運用大腿肌肉

膝蓋不可鎖死

伸直手腕

   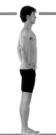 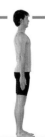

吸氣完畢　　　　開始吐氣　　　　吐氣完畢　　　　吸氣　　　　吐氣

4 繼續吸氣，上半身抬高到一半，腳趾張開。手放在腳底下，讓腳趾踩在掌心上，手背貼地。眼睛注視前方。

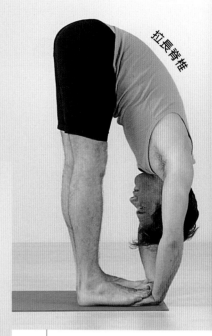

拉長脊椎

把手放在前腳掌下，讓趾尖碰到手腕。

5 吐氣，往前彎下，頭頂盡量往地板伸展。稍微屈起手臂，讓手肘指向兩側。肩膀朝背部下拉，眼睛看著肚臍，此時收束會陰。維持姿勢不動，做五到八次呼吸。

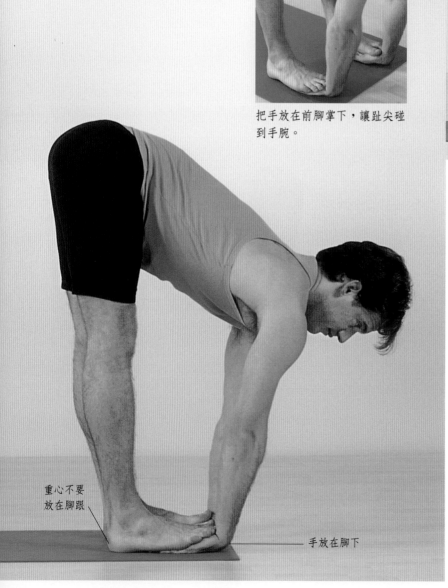

重心不要放在腳跟

手放在腳下

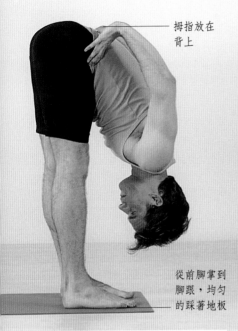

拇指放在
背上

從前腳掌到
腳跟，均勻
的踩著地板

6 吐氣，舉起手臂，將手放
回髖部。重心保持往前，
腳跟緊壓地板。

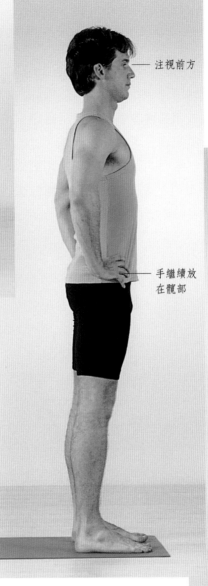

注視前方

手繼續放
在髖部

7 吸氣，身體慢慢起來
呈站姿，手繼續放在
髖部。腿打直，眼睛注視
前方。

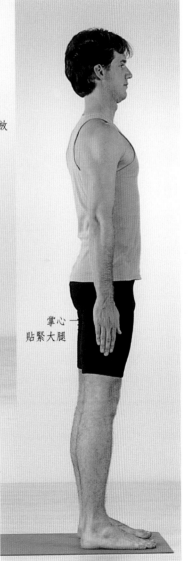

掌心
貼緊大腿

8 一邊吐氣，身體挺立站直，
手放在身體兩側，眼睛看著
前方。維持這個姿勢不動，準備
做下一個動作。

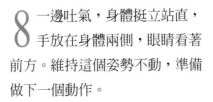

樹式
VRKSASANA

樹式的梵文名稱中，vrksa的意思是「樹」，這個體位法強調穩固、強健的站姿，就有如樹根深深扎入大地，而樹幹往天空伸展，讓樹身穩固。樹式可鍛鍊腿肌，加強平衡感。做這個動作時要記得持續收束會陰，可改善平衡感。維持這個姿勢做五到八次呼吸，然後換右腿重複一次。如果結合勇士式C式（見74-75頁），就在左邊連續做完兩種體位法後，再換成右邊。

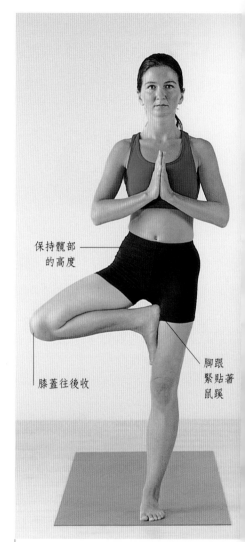

保持髖部的高度

膝蓋往後收

腳跟緊貼著鼠蹊

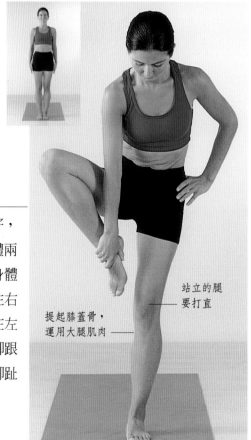

提起膝蓋骨，運用大腿肌肉

站立的腿要打直

1 雙腳併攏站好，手臂放在身體兩側。然後吸氣，身體往前，用右手抓住右腳踝，把右腳放在左大腿內側，讓右腳跟盡量靠近鼠蹊，腳趾朝向地板。

2 吐氣，雙手舉起在胸前合掌呈祈禱手勢。挺起胸骨，身體挺立站直，肩膀不要往前垂彎，眼睛注視前方。目光輕柔而固定於一點，可幫助維持平衡。

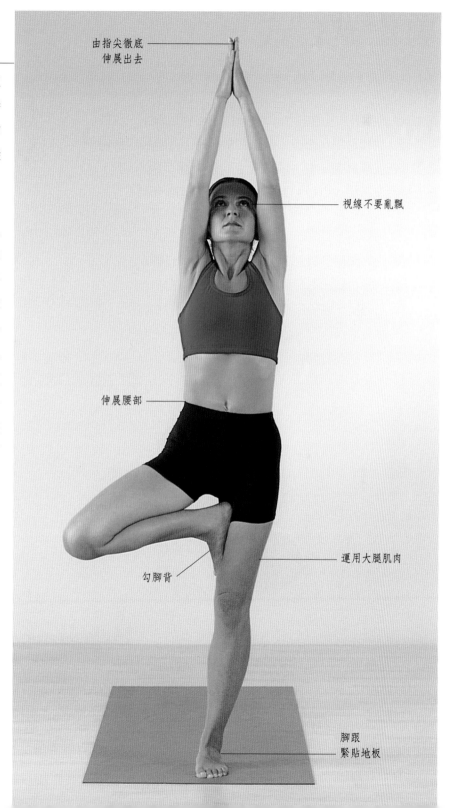

由指尖徹底
伸展出去

視線不要亂飄

伸展腰部

運用大腿肌肉

勾腳背

腳跟
緊貼地板

3 吸氣，舉起手臂並伸直，雙手要保持合掌。指尖往天花板伸展出去，左腳跟穩穩踩在地板上以拉長脊椎。右腳繼續緊貼住鼠蹊，不要往下滑。眼睛往上注視拇指，這個姿勢維持不動，做五到八次呼吸。如果結合勇士式C式就繼續維持這個姿勢。如果沒有，就吐氣回到步驟1，再換邊重複一次。完成後雙腳併攏站好，雙臂放在身體兩側，準備進行下一個動作。

勇士式C式
VIRABHADRASANA C

勇士式C式與樹式（見72-73頁）一樣，可強化腿肌、改善平衡感，讓體態更為優美。做這個動作時，可運用腹部的結印，把肚臍縮向脊椎，幫助維持平衡。維持姿勢不動，做五到八次呼吸，然後回到樹式，並換邊重複一次。

1 從樹式開始（見73頁），一邊吐氣，一邊開始往後伸展右腿，上半身則往前傾，左腿保持伸直，手臂往前伸展，雙手保持合掌，準備徹底伸展身體，直到身體與地板平行。眼睛向下注視，記得視線要柔和而穩定，如此有助於保持身體平衡。

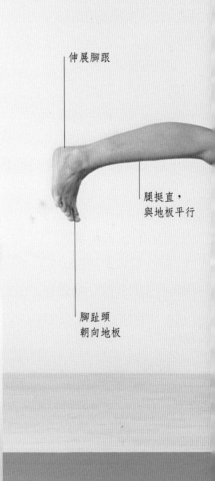

伸展腳跟

腿挺直，與地板平行

腳趾頭朝向地板

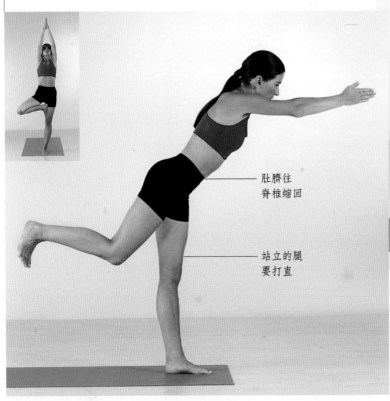

肚臍往脊椎縮回

站立的腿要打直

2 吐氣完畢時，徹底伸展右腿，讓右腿膝蓋及腳趾朝向地板，眼睛注視手臂間的地板。這個姿勢維持不動，做五到八次呼吸。

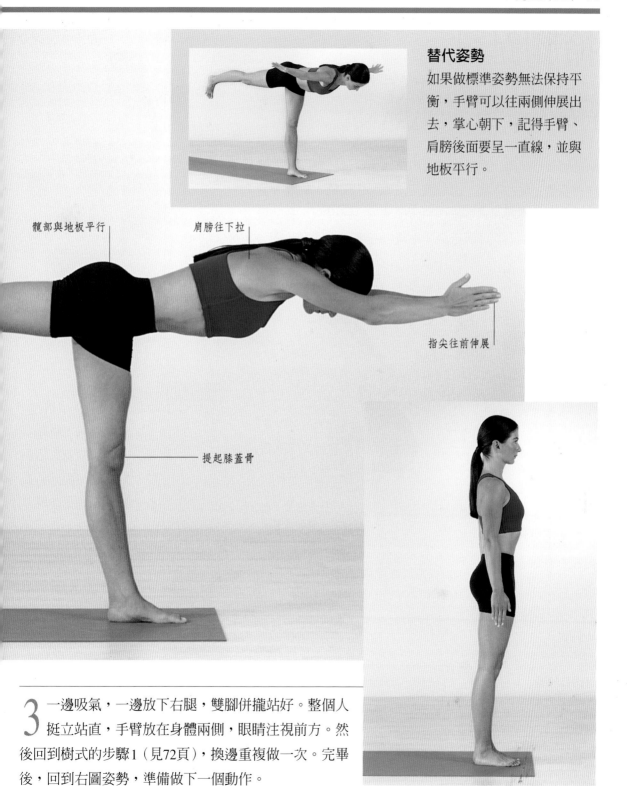

替代姿勢

如果做標準姿勢無法保持平衡，手臂可以往兩側伸展出去，掌心朝下，記得手臂、肩膀後面要呈一直線，並與地板平行。

髖部與地板平行

肩膀往下拉

指尖往前伸展

提起膝蓋骨

3 一邊吸氣，一邊放下右腿，雙腳併攏站好。整個人挺立站直，手臂放在身體兩側，眼睛注視前方。然後回到樹式的步驟1（見72頁），換邊重複做一次。完畢後，回到右圖姿勢，準備做下一個動作。

拎腳趾式

UTTHITA HASTA PADANGUSTHASANA

做這個體位法時，必須持續運用會陰及腹部的結印，才能維持姿勢並保持平衡。這個體位法有強化腎臟、會陰、腹肌及腿肌的功效。這個動作可分成兩個重點姿勢，每一個姿勢維持五到八次呼吸之久。然後換左邊重複同樣步驟。

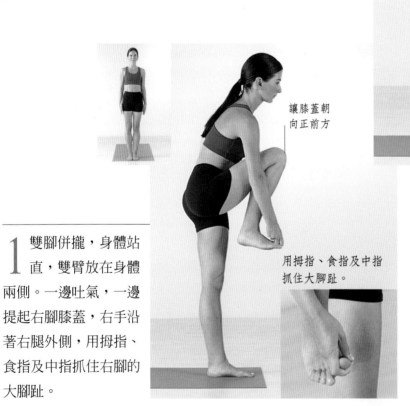

挺起胸骨

讓膝蓋朝向正前方

用拇指、食指及中指抓住大腳趾。

1 雙腳併攏，身體站直，雙臂放在身體兩側。一邊吐氣，一邊提起右腳膝蓋，右手沿著右腿外側，用拇指、食指及中指抓住右腳的大腳趾。

2 一邊吸氣，身體站直，把膝蓋拉近胸部。站立的左腿保持挺直，眼睛看著正前方。

連續動作圖

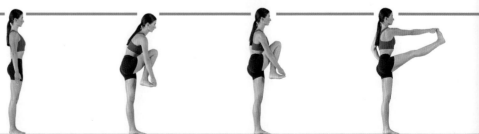

吸氣⋯⋯⋯⋯⋯⋯ 吐氣⋯⋯⋯⋯⋯⋯ 吸氣⋯⋯⋯⋯⋯⋯ 吐氣，然後吸氣⋯⋯⋯⋯

3 吐氣，右腿盡可能伸直，這是第一個重點姿勢。身體站直，伸展右腳腳跟、大腳趾的根部。若有需要，可用帶子輔助（見13頁）。維持這個姿勢，做五到八次呼吸。

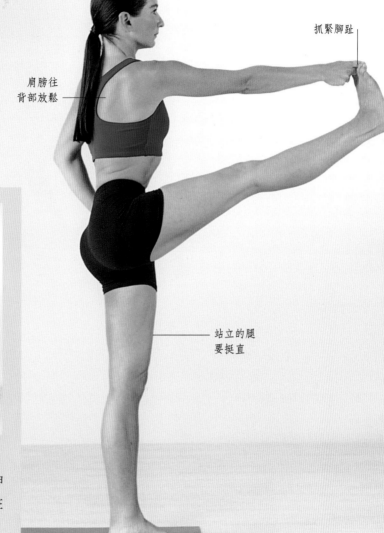

不要前傾

抓緊腳趾

肩膀往
背部放鬆

站立的腿
要挺直

替代姿勢

如果腿沒有辦法完全往前伸直，可以彎起膝蓋，用手抱住膝蓋前面，把膝蓋拉近胸部，身體要盡可能挺立站直。

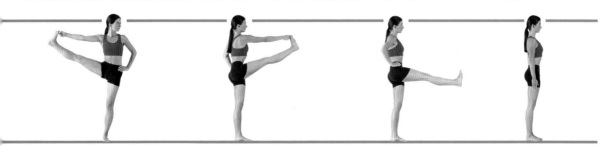

吐氣　　　　　　　　　吸氣　　　　　　　　吐氣，然後吸氣　　　　　　　　吐氣

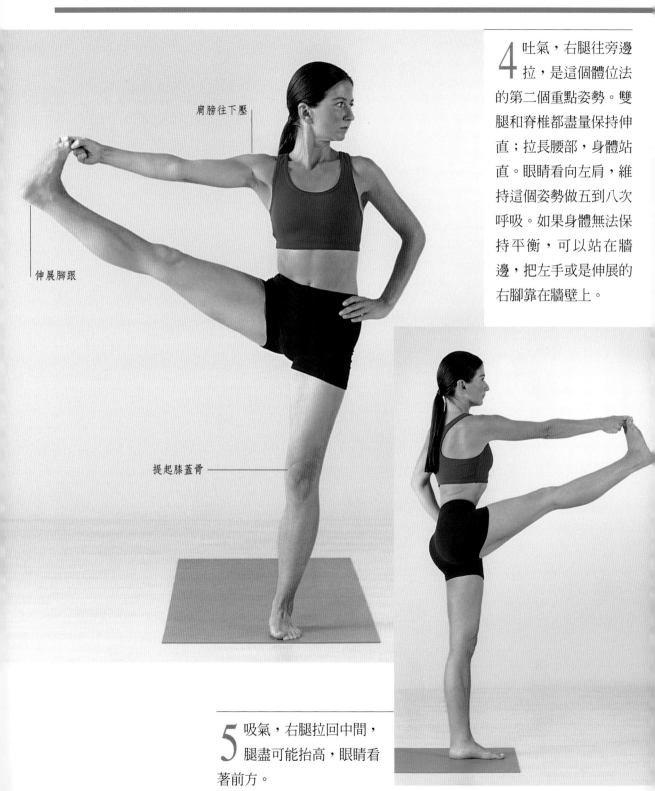

肩膀往下壓

伸展腳跟

提起膝蓋骨

4 吐氣，右腿往旁邊拉，是這個體位法的第二個重點姿勢。雙腿和脊椎都盡量保持伸直；拉長腰部，身體站直。眼睛看向左肩，維持這個姿勢做五到八次呼吸。如果身體無法保持平衡，可以站在牆邊，把左手或是伸展的右腳靠在牆壁上。

5 吸氣，右腿拉回中間，腿盡可能抬高，眼睛看著前方。

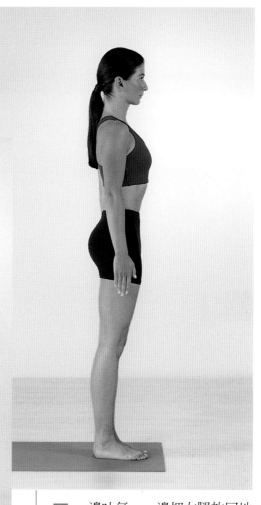

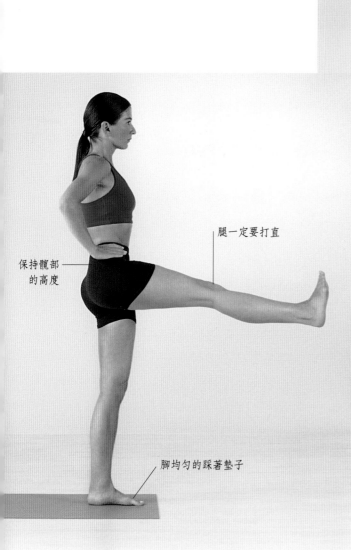

腿一定要打直

保持髖部
的高度

腳均勻的踩著墊子

6 一邊吐氣，一邊放開右腳，手
叉腰，讓腿在半空中放鬆，胸
腔挺出並擴張，放鬆臉部肌肉且眼
睛注視前方。維持這個姿勢，做一
次完整的吸氣。

7 一邊吐氣，一邊把右腿放回地
板，雙腳併攏，雙臂放在身體
兩側，以山式站好。眼睛往前方注
視。接著吸氣，回到步驟1，換邊
重複做一次。完畢後，維持上圖山
式的姿勢，準備做下一個動作。

後彎體位法

現在，要開始做比站姿體位法更活躍的後彎體位法。後彎體位法能令人身心振奮，也深具挑戰性，盡個人所能去做即可，不可勉強。要注意自己身體有所限制，隨著重複練習，再逐漸加深難度。

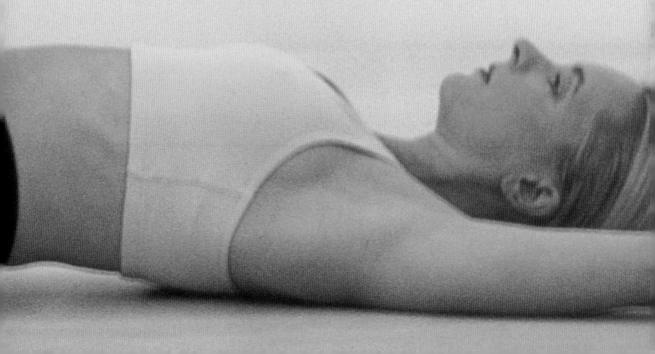

轉換動作
站姿變成趴姿

律動瑜伽的精髓就是運用拜日式優美的動作，串連不同的體位法。做完最後一個站姿體位法後，利用以下的動作從站姿變成趴姿，準備做第一個後彎體位法。仔細注意呼吸順序。

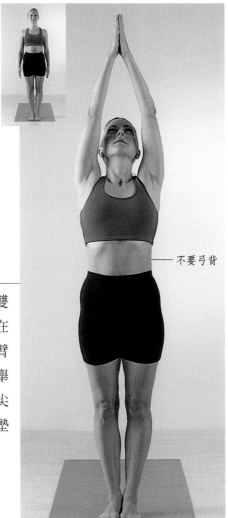

不要弓背

1 身體挺立站直，雙腳併攏，兩手放在身體兩側。吸氣，雙臂舉到兩側，然後往上舉到頭頂上方合掌。指尖往上延伸，腳跟壓向墊子。眼睛注視拇指。

2 吐氣，恥骨往後收，並提起坐骨，讓身體往前彎下。雙手平放在雙腳外側的地板上，手與腳平行。腿伸直，放鬆頸部，眼睛看著肚臍。

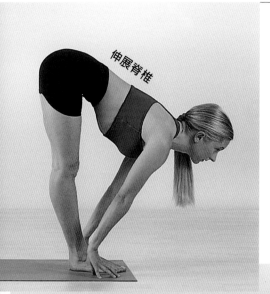

伸展脊椎

3 吸氣，上半身往上抬到一半並擴胸。手臂伸直，指尖放在地板上。膝蓋骨往上提，運用大腿肌肉，眼睛注視前方。

4 開始吐氣，彎下膝蓋呈蹲伏的姿勢。手掌放在地板上，雙臂伸直。繼續吐氣，右腳往後跨，然後左腳往後跨，雙腳與臀部同寬，準備做棒式。

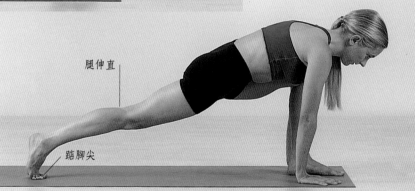

腿伸直

踮腳尖

5 吸氣，雙臂保持伸直，眼睛向下注視。肚臍往脊椎內縮，正面及背面都要挺直，準備做下一個姿勢。

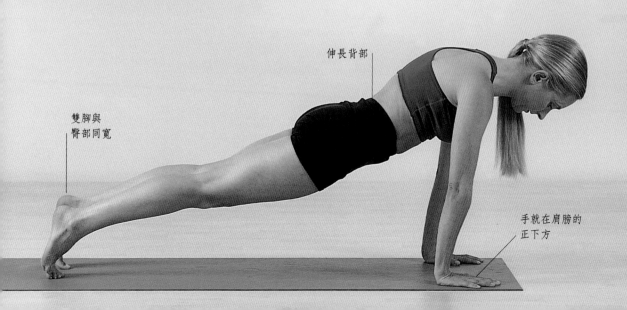

伸長背部

雙腳與臀部同寬

手就在肩膀的正下方

蝗蟲式
SALABHASANA

蝗蟲式的梵文名稱中，salabha的意思是「蝗蟲」，這個體位法很像是蝗蟲躺在地上休息的樣子。這個體位法分成兩個階段，均有加強脊椎彈性、改善消化等功效。第一階段的姿勢維持不動，做三到五次呼吸，然後把手臂及腿放回地板休息一下。第二階段的姿勢也維持三到五次呼吸之久；小心不要拉傷背部。

1 從棒式開始（見83頁），吐氣，全身挺直，然後均勻的往下放在地板上。手肘夾住身體兩側，眼睛看著地板。

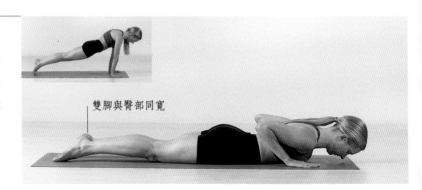

雙腳與臀部同寬

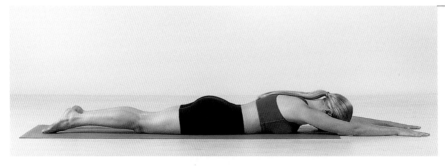

2 繼續吐氣，雙臂往頭上方伸直，讓掌心與額頭貼著地板。

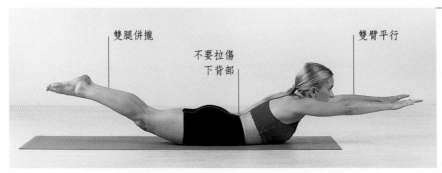

雙腿併攏

不要拉傷下背部

雙臂平行

3 吸氣，手臂及腿盡量離地，恥骨與上腹部貼著地板，眼睛注視前方，這是第一階段的姿勢，維持三到五次呼吸之久。

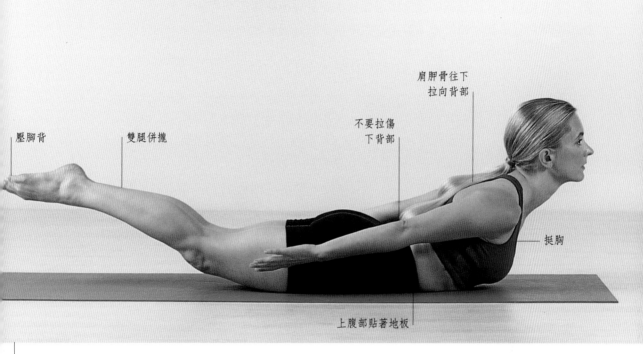

壓腳背

雙腿併攏

不要拉傷
下背部

肩胛骨往下
拉向背部

挺胸

上腹部貼著地板

4 吐氣，手臂、腿放回地板。把手臂放到身體兩側，掌心朝上。接著，一邊吸氣，開始做第二階段的姿勢：盡量讓手臂、腿離地，但是不要拉傷下背部。肩膀要往下拉向背部，保持擴胸，維持這個姿勢，做三到五次呼吸，眼睛注視前方。

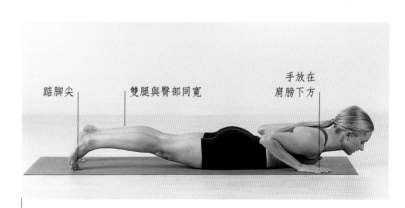

踮腳尖

雙腿與臀部同寬

手放在
肩膀下方

5 吐氣，腿放回地板，腳尖點地。手放回地板靠近胸部，手肘夾緊身體。稍微抬頭，讓下巴就在墊子上方，然後做下一個動作。

轉換動作
蝗蟲式變成弓式

做完了蝗蟲式，不妨加一些轉換動作，可以增強律動瑜伽的順暢節奏。這些轉換動作能有效伸展身體正面，也能舒緩後彎體位法可能造成的下背部痠痛。特別要注意遵守以下指示的呼吸順序。

1 身體趴在地板上，手放在肩膀下方，雙腳與臀部同寬，接著一邊吸氣，一邊往前，讓腳背貼地，變成抬犬式（見24頁），挺胸，雙腿保持挺直並離地，眼睛注視上方。

2 吐氣，抬起髖部，並往後推，腳背往後滾讓腳跟踩地，變成伏犬式（見25頁），腳跟往地板壓下，手指根部往地板推，讓手臂徹底的伸直，眼睛注視肚臍。

腳跟往下壓

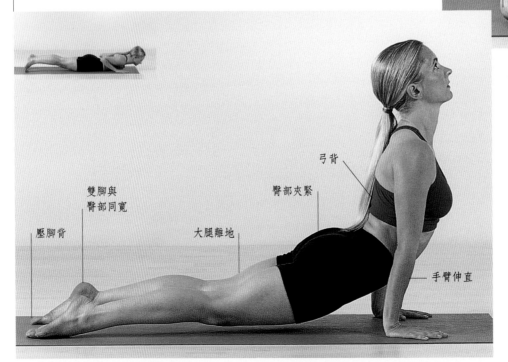

弓背

雙腳與臀部同寬

臀部夾緊

壓腳背

大腿離地

手臂伸直

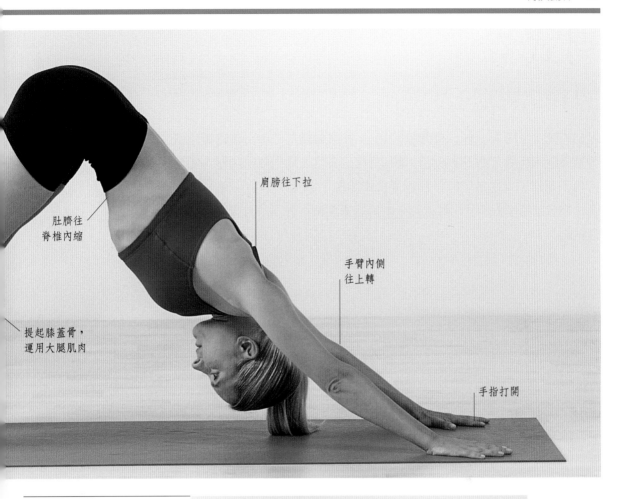

肩膀往下拉

肚臍往
脊椎內縮

手臂內側
往上轉

提起膝蓋骨，
運用大腿肌肉

手指打開

3 一邊吸氣，上半身往
前移動，雙腿靠近地
板，讓脊椎及腿呈一直
線，肚臍往脊椎內縮，運
用腹部的結印，臀部夾
緊，眼睛注視下方。

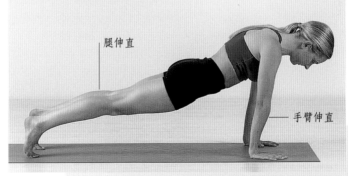

腿伸直

手臂伸直

4 吐氣，身體放回地板上，手就
放在肩膀下面，用手肘夾緊上
半身。下巴靠著墊子休息，維持這
個姿勢，準備做下一個動作。

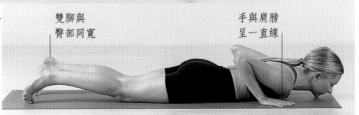

雙腳與
臀部同寬

手與肩膀
呈一直線

弓式
DHANURASANA

弓式的梵文名稱中，dhanu意思是「弓」，在這個體位法中，手臂像是弓弦，身體與腿則是弓。這個姿勢可以增加脊椎的彈性，強化腹部內臟。切記不要拉傷下背部，或是為了抓住腳踝而拉傷膝蓋。若無法摸到腳踝，可以抬起腿，然後把手往後伸展、靠近腳。維持這個姿勢不動，做五次呼吸，整個動作做兩次。

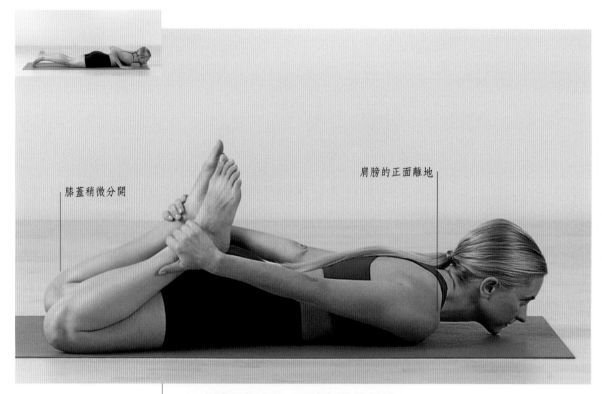

膝蓋稍微分開

肩膀的正面離地

1 身體趴在地上，手放在肩膀下面。接著吸氣，雙腿往後彎，恥骨要緊貼瑜伽墊，手臂往後伸展，雙手緊抓住腳踝，把氣完全吐完。

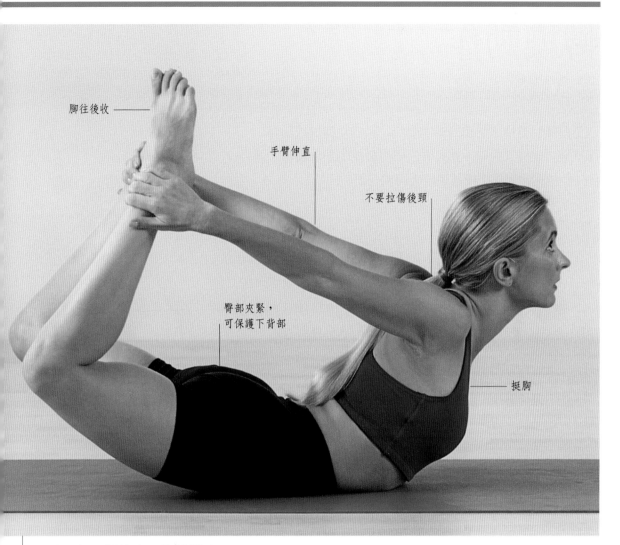

腳往後收

手臂伸直

不要拉傷後頸

臀部夾緊，
可保護下背部

挺胸

2 吸氣，腿抬高，胸部離地。
小腿往後推，讓手臂可以徹
底伸展，背弓起來，維持這個姿
勢，做五次呼吸。

3 吐氣，放開腳踝，腿和胸部放
回地板，手掌平放在地板上，
下巴靠著墊子。回到步驟1，重複
一次。然後維持這個姿勢，準備做
下一個動作。

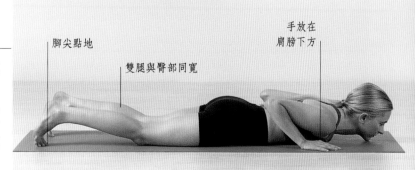

腳尖點地

雙腿與臀部同寬

手放在
肩膀下方

轉換動作
弓式變成坐姿

以下是從趴姿換成坐姿的轉換動作。藉由跳躍變成坐姿，可有效強化腹部肌肉，並可學習如何輕易的舉起身體。遵照下列的呼吸順序，學習讓呼吸與動作配合。

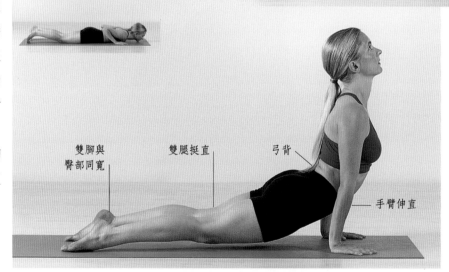

肚臍往脊椎內縮

運用大腿肌肉

腳趾張開

2 一邊吐氣，一邊抬起臀部，並往後推，坐骨往天花板方向推高，變成伏犬式（見25頁），眼睛注視肚臍，做一次完整的吸氣。

1 一開始身體趴在地上，腳尖點地。接著，一邊吸氣，身體往前移動，挺胸，變成抬犬式（見24頁），腳背貼地，保持身體平衡，雙腿離地。從恥骨到胸骨，徹底伸展身體正面，眼睛注視上方。

雙腳與臀部同寬

雙腿挺直

弓背

手臂伸直

連續動作圖

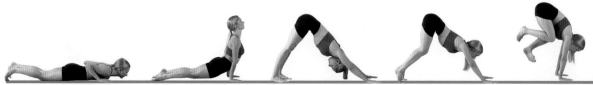

吐氣⋯⋯⋯⋯⋯ 吸氣⋯⋯⋯⋯ 吐氣，然後吸氣⋯⋯⋯ 開始吐氣⋯⋯⋯⋯ 繼續吐氣⋯⋯

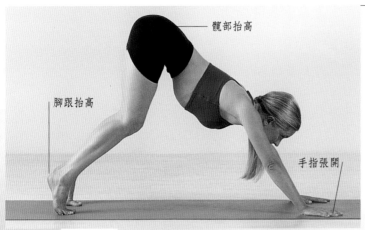

髖部抬高

腳跟抬高

手指張開

手臂伸直

3 開始吐氣，屈膝，腳跟提起來離地，以前腳掌著地，眼睛注視兩手之間。

4 繼續吐氣，把身體重量轉移到手上，腳往墊子猛力一蹬離地，雙腿在半空中交叉，緊縮上半身，眼睛注視兩手之間。

雙腿往
胸部靠近

手臂伸直

以前腳掌
著地

手平放在
地板

5 吐氣完畢後，雙腳交叉著地，並盡量靠近手，維持這個蹲姿不動。

………吐氣完畢……………開始吸氣………………吸氣完畢………………吐氣……………………吸氣

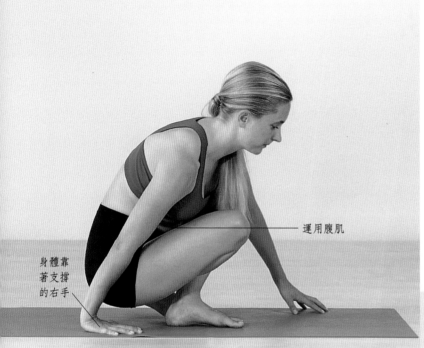

運用腹肌

身體靠
著支撐
的右手

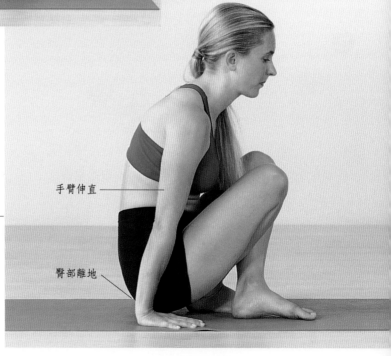

手臂伸直

臀部離地

6 一邊吸氣，一邊把右手放在
右邊臀部後面，掌心平放在
地板上，指尖朝向前方。身體往
後傾，讓右手支撐體重，左腳跟
繼續貼著地板。

7 繼續吸氣，把左手放
在左邊臀部後面，身
體往後用雙手支撐，運用
下腹肌肉的力量，讓臀部
繼續離地。

8 開始吐氣，雙腿同時往前伸展、伸直。此時夾緊會陰，臀部離地直到腳跟著地爲止。用手支撐身體重量，眼睛看著大腳趾。

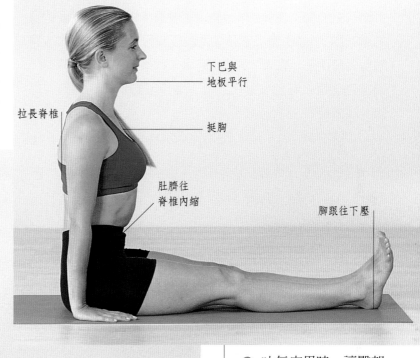

下巴與地板平行

拉長脊椎

挺胸

肚臍往脊椎內縮

腳跟往下壓

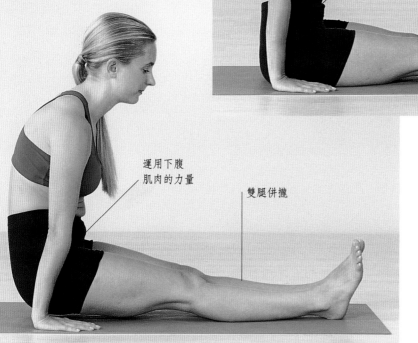

運用下腹肌肉的力量

雙腿併攏

9 吐氣完畢時，讓臀部著地，身體坐直，手放在臀部兩側，變成竿式的坐姿。腳跟推出去，眼睛注視前方，做一次完整的吸氣。即可準備做下一個動作。

上彎弓式

URDHVA DHANURASANA

上彎弓式的梵文名稱中，urdhva意思是「往上」，dhanu的意思是「弓」。這個體位法讓身體彎成像弓一樣，能有效放鬆整個身體正面、擴胸，並加深呼吸。如果背部有傷，先詢問醫師再練習，或者做替代姿勢。維持姿勢不動，做五次呼吸，共做兩到三次。

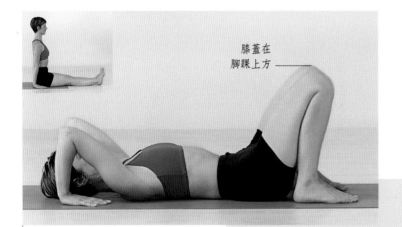

膝蓋在
腳踝上方

2 吸氣，髖部抬高，讓頭頂著地，雙手與雙腳均推向地板，讓體重可以平均落於四肢，眼睛注視前方。

1 一開始是竿式，讓腿往前伸直，掌心放在身體兩側的地板上。接著開始吐氣，身體躺下，膝蓋彎起來，腳平放在地板上，雙腳比臀部略寬。做這個姿勢時，雙腳必須保持朝向正前方。雙手平放在肩膀上方的地板，指尖和腳朝著同樣方向。

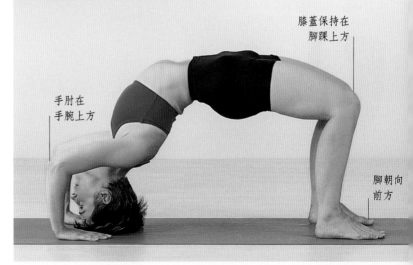

膝蓋保持在
腳踝上方

手肘在
手腕上方

腳朝向
前方

3 接著吐氣，夾緊會陰。開始吸氣，雙手與雙腳用力往地板一推，把臀部抬高，手臂伸直，身體抬高，並伸展腋下。臀部夾緊，大腿用力，眼睛注視前方，維持這個姿勢，做五次呼吸。

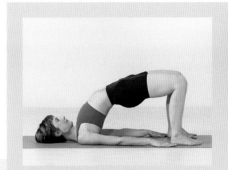

替代姿勢

雙腳平均的往地板推，用大腿肌肉的力量盡量把臀部抬高，肩膀停留在地板上。注視前方。

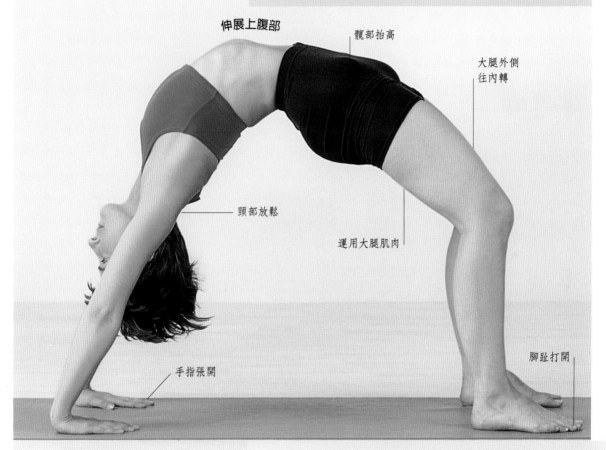

伸展上腹部

髖部抬高

大腿外側往內轉

頸部放鬆

運用大腿肌肉

手指張開

腳趾打開

4 吐氣，臀部放回地板上，屈起手肘及膝蓋，回到開始的姿勢。休息不動，做幾次呼吸，再做這個體位法一到兩次，就可以做下一個動作。

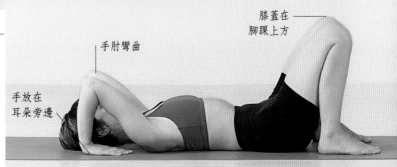

手肘彎曲

膝蓋在腳踝上方

手放在耳朵旁邊

抬腿式

URDHVA PRASARITA PADASANA

這個體位法可強化下背部、鍛鍊腹肌,能有效縮小腰圍。注意,身體需要動的時候,一定是吐氣;身體維持不動時,則是吸氣。這個體位法可分成兩個階段,每一階段的姿勢均維持一次完整的吸氣。整個體位法做兩到三次。

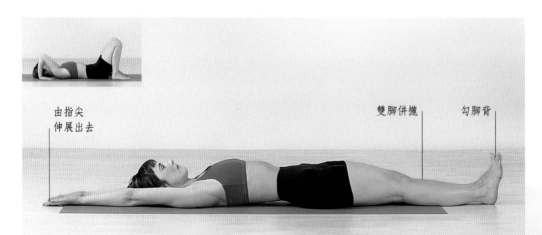

由指尖
伸展出去

雙腳併攏

勾腳背

1 首先躺在地板上,屈膝,雙腳平放在地板上。接著吸氣,手臂往頭上方延伸,讓身體伸展。雙腿伸直、併攏,腳跟往外推,勾起腳背,眼睛注視前方。

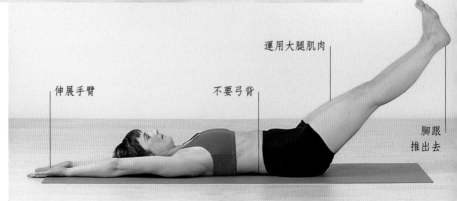

伸展手臂

不要弓背

運用大腿肌肉

腳跟
推出去

2 吐氣,雙腿抬高,與地板呈45度,下背部往地板伸展,盡量離開腰部。腿後方盡量往腳跟伸展,維持這個姿勢,做1次完整的吸氣,眼睛往上注視。

3 吐氣，雙腿繼續抬高，直到與地板呈
90度，雙腿併攏、挺直，腳底朝向天
花板，維持這個姿勢，做一次完整的吸
氣，眼睛看著天花板。

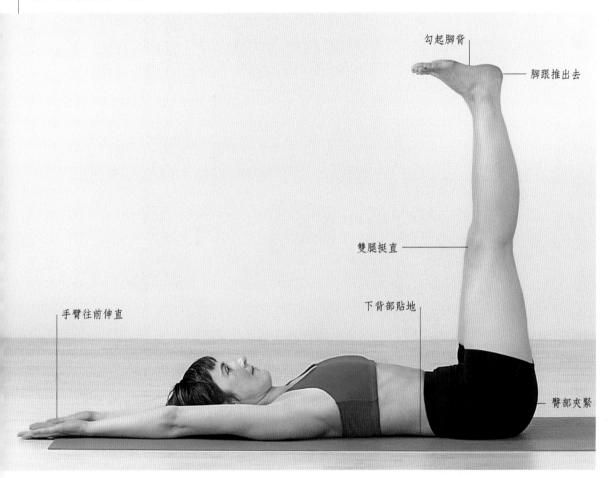

勾起腳背

腳跟推出去

雙腿挺直

手臂往前伸直

下背部貼地

臀部夾緊

4 吐氣，雙腿同時放
回地板，手臂往上
延伸，腿往前拉。這個
體位法重複一到兩次，
然後做下一個動作。

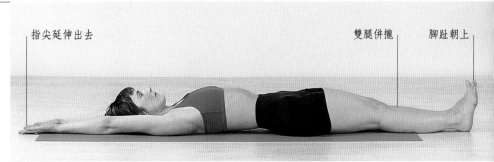

指尖延伸出去

雙腿併攏

腳趾朝上

扭腰式
JATHARA PARIVARTANASANA

這個姿勢可以緩和的扭轉、柔化脊椎及背部肌肉。它是後彎體位法的反動作，讓身體準備好進行坐姿體位法。當你感到疲倦或壓力過大時，最適合做扭腰式，因為它有極佳的放鬆效果。注意，吐氣時身體才必須動。腿往左右邊貼地各一次後，整個體位法順序再重複做兩次。

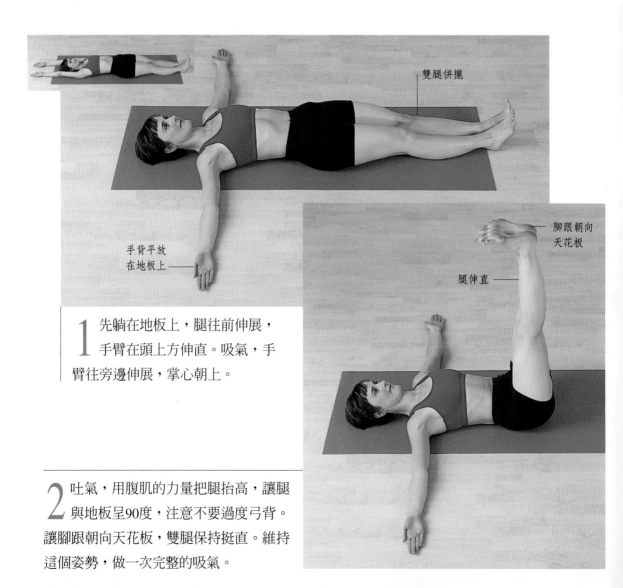

雙腿併攏

手背平放
在地板上

腳跟朝向
天花板

腿伸直

1 先躺在地板上，腿往前伸展，手臂在頭上方伸直。吸氣，手臂往旁邊伸展，掌心朝上。

2 吐氣，用腹肌的力量把腿抬高，讓腿與地板呈90度，注意不要過度弓背。讓腳跟朝向天花板，雙腿保持挺直。維持這個姿勢，做一次完整的吸氣。

3 吐氣，雙腿放到身體右邊的地板上，
讓腳盡量靠近右手，頭轉到左邊，維
持這個姿勢不動，做一次完整的吸氣。然
後開始吐氣，再把雙腿抬高，與地板呈90
度，接著把腿放到左邊，頭則轉到右邊。
然後回到步驟1，再重複做兩次。

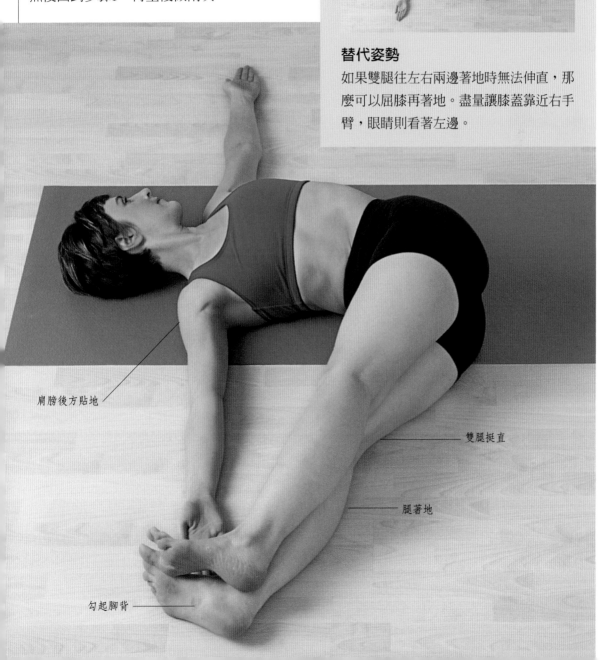

替代姿勢
如果雙腿往左右兩邊著地時無法伸直，那
麼可以屈膝再著地。盡量讓膝蓋靠近右手
臂，眼睛則看著左邊。

肩膀後方貼地

雙腿挺直

腿著地

勾起腳背

轉換動作
躺姿變成坐姿

從這個轉換動作可學會如何利用體重、動力，讓身體從躺姿
滾成坐姿。如果步驟正確，這個轉換動作應該毫不費力，而
且可以鍛鍊腹肌，又不會拉傷下背部的肌肉。

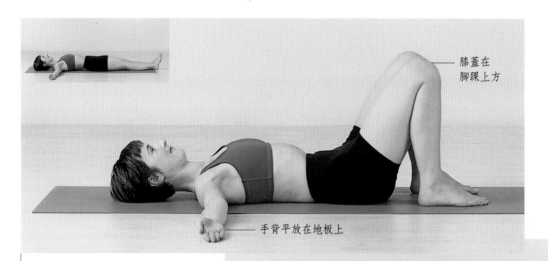

膝蓋在
腳踝上方

手背平放在地板上

1 一開始，身體躺在地上，
雙腿往前伸直，手臂往旁
邊伸展，與身體呈直角。接著
吸氣，屈膝，腳平放在地板
上，並靠近臀部。

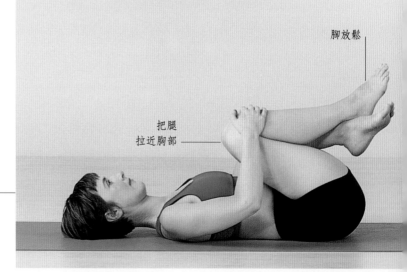

腳放鬆

把腿
拉近胸部

2 一邊吐氣，小腿交疊，
雙手在膝蓋下方抱腿，
並把腿拉近胸部。

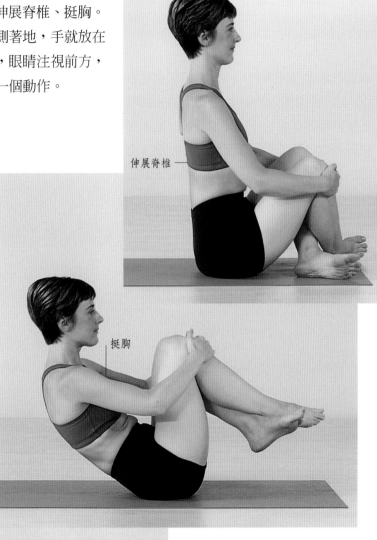

5 吐氣，上半身起來並坐直，伸展脊椎、挺胸。讓腳的外側著地，手就放在膝蓋下方，眼睛注視前方，準備做下一個動作。

伸展脊椎——

4 繼續吸氣，利用滾動的力量，讓身體滾到坐骨上。

挺胸——

3 吸氣，往後滾動，讓背部中間及下背部離地。把腿拉近胸部，讓身體緊實的縮成一團。

——抬高臀部

半船式
ARDHA NAVASANA

半船式的梵文名稱中，ardha意思是「一半」，nava是指「船」；這個體位法的姿勢就像是一艘船。做這個姿勢要把腿伸直時，小心不要拉傷身體。隨著多次練習後，背部逐漸可以伸直，也能做出優美的抬腿、收腿姿勢。維持抬腿的姿勢，做五次呼吸；這個體位法做三次。

1 延續上頁的動作：坐在地板上，膝蓋彎起來，雙腳交疊，手放在膝蓋下方。接著開始吸氣，雙腳解開並平放在地板上。十指交叉，抱住後腦勺，手肘朝前方，眼睛看著前面。

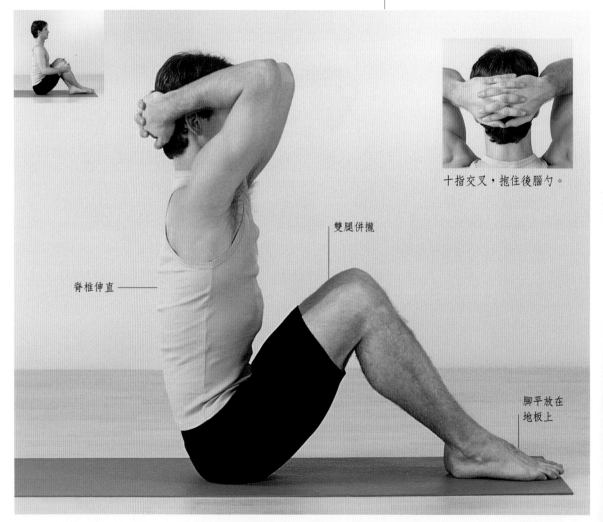

十指交叉，抱住後腦勺。

脊椎伸直

雙腿併攏

腳平放在地板上

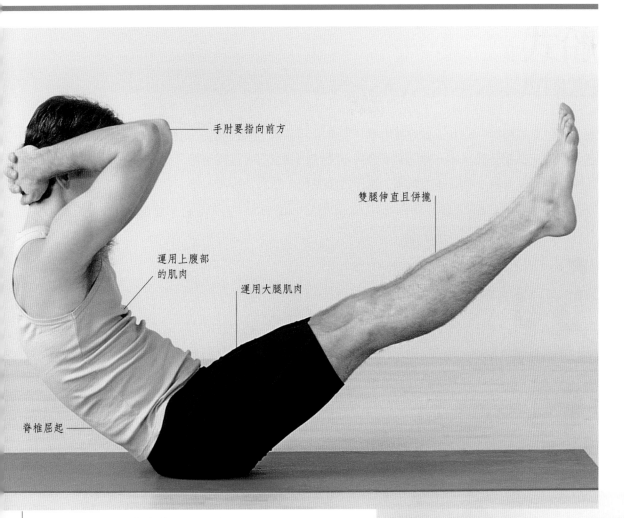

手肘要指向前方

雙腿伸直且併攏

運用上腹部
的肌肉

運用大腿肌肉

脊椎屈起

2 一邊吐氣，上半身往後仰，同時把腿抬高、伸直，以坐骨著地作為支撐點，而不是尾椎。運用腹肌，頭與腳趾要呈一直線。維持這個姿勢不動，做五次呼吸。

3 吐氣，屈膝，把腳放回地板。掌心放在髖部兩側的地板，指尖朝向腳的方向。然後整個動作順序重複兩次，即可做下一個動作。

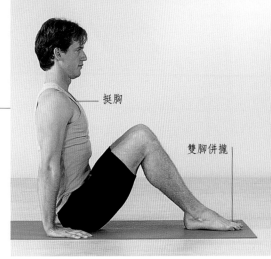

挺胸

雙腳併攏

船式

PARIPURNA NAVASANA

船式的梵文名稱中，paripurna的意思是「完全」，而nava是指「船」。
這個體位法看起來像水中一艘有槳的船，故稱為「船式」。這個姿勢
有極佳的瘦腰效果，並能強化腎臟。維持這個姿勢，做五次呼吸，然
後重複做三次。

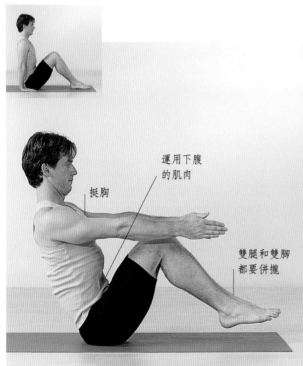

挺胸

運用下腹
的肌肉

雙腿和雙腳
都要併攏

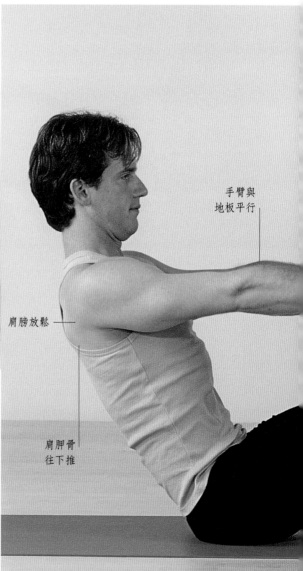

手臂與
地板平行

肩膀放鬆

肩胛骨
往下推

1 一開始先坐在地板上，膝蓋彎起來，
手臂伸直放在身體兩旁。接著吐氣，
身體往後仰，以坐骨為平衡點，而不是尾
椎，然後腿抬高離地，手臂往前伸展，與
地板平行，做一次完整的吸氣。

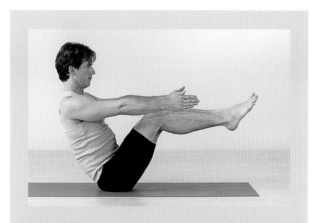

2 吐氣，雙腳的內側往前推，讓腿伸直，脊椎保持伸直，並持續挺胸。眼睛看著大腳趾，維持船式不動，做五次呼吸。

替代姿勢
如果做船式時，你的背部、腹肌的力量不足以讓脊椎保持伸直，可以彎起膝蓋，記得腿仍要併攏。

3 吐氣，彎下膝蓋，把腳放回地板上。手臂移到身體兩側，掌心朝下往瑜伽墊推。接著整個順序重複做兩次，然後做下一個動作。

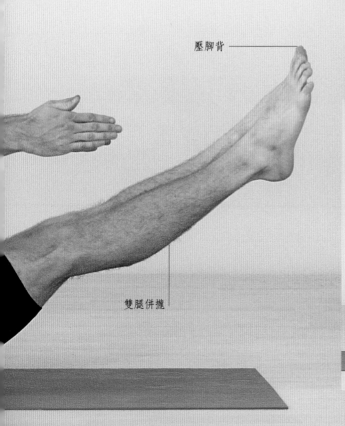

壓腳背

雙腿併攏

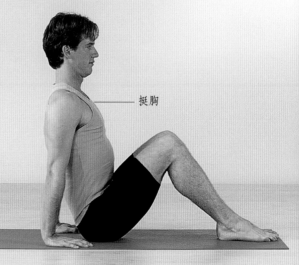

挺胸

鶴式
BAKASANA

鶴式的梵文名稱中，baka是指「鶴」。在這個體位法中，抬腿時很像是鶴立的姿勢。此體位法可鍛鍊手臂及腹部，也能培養膽量，因為做這個姿勢必須克服恐懼，相信自己可以保持平衡而不會往前掉。維持這個姿勢不動，做五次呼吸；這個姿勢共做兩次。

2 吐氣，腳往臀部收，然後身體往前一擺，讓臀部離地，把身體重量轉移到腳上，讓指尖碰地即可，眼睛注視下方。

1 一開始先坐在地板上，膝蓋彎起來，掌心著地。吸氣，身體稍微往前傾，手臂屈起，把手抬起來，讓指尖碰地即可。

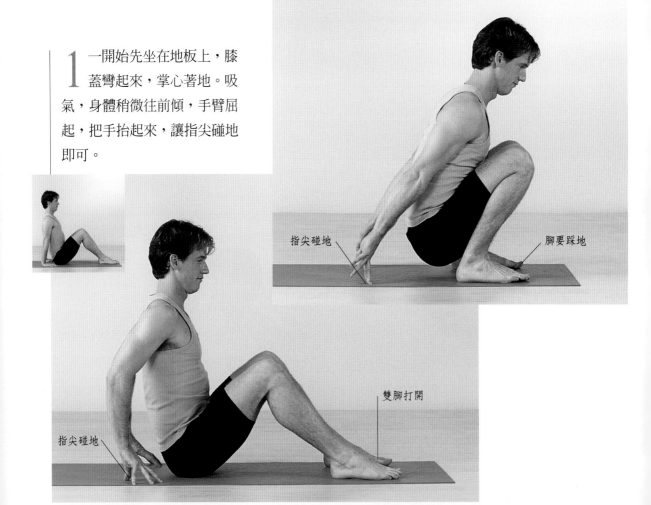

指尖碰地

腳要踩地

指尖碰地

雙腳打開

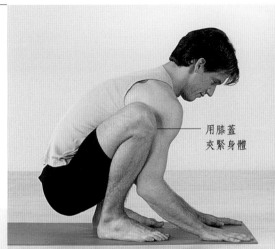
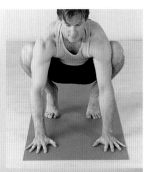

3 吸氣的同時，手臂伸到前方，把手平放在身體前方的地板，手指張開，指尖朝前方。膝蓋往前推向手臂後面而靠近腋下。手臂屈起以便待會兒支撐雙腿。

用膝蓋夾緊身體

膝蓋盡量靠近腋下，雙手平放在地板上，手指打開。

4 吐氣，腳尖踮高，將身體的重量轉移到手上。在屈起的手臂上調整小腿的位置，盡量讓小腿貼近腋下，此時眼睛注視地板。

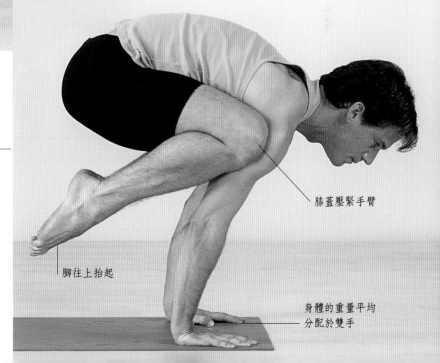

5 繼續吐氣，縮緊會陰。接著身體往前一擺，腳往臀部縮起。手臂伸直，以手支撐全身的重量。維持這個姿勢不動，做五次呼吸。然後整個動作重複一次，就可直接進行下一個動作。

膝蓋壓緊手臂

腳往上抬起

身體的重量平均分配於雙手

轉換動作
鶴式變成坐姿

這個轉換動作是運用拜日式的幾種姿勢，讀者現在應該對拜日式感到很熟悉了。這種只用手撐住身體的轉換動作並不好做，必須勤加練習才能學好，所以務必要有耐心。

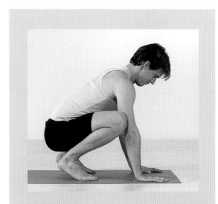

替代姿勢

若腳無法往後踢，並讓腿在半空中伸展，雙腳可先放回地板上變成蹲姿，然後一次往後跨一隻腳變成伏地挺身的姿勢。

1 先從鶴式的姿勢開始（見107頁），然後在吐氣的同時，手臂用力一推，腳往後踢，讓腿在半空中伸展出去並與地板平行。然後以前腳掌著地，變成伏地挺身的姿勢，此時眼睛往下注視。

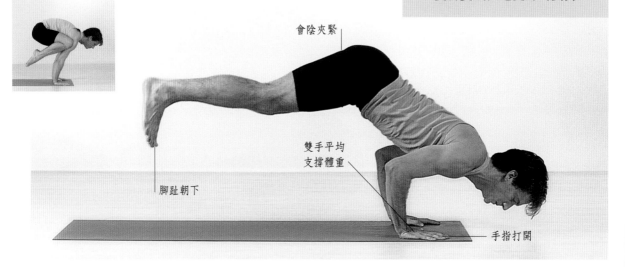

會陰夾緊

雙手平均
支撐體重

腳趾朝下

手指打開

連續動作圖

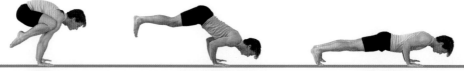

吸氣⋯⋯⋯⋯⋯⋯⋯⋯⋯⋯　開始吐氣⋯⋯⋯⋯⋯⋯⋯⋯⋯⋯　吐氣完畢⋯⋯⋯⋯⋯⋯⋯

2 繼續吐氣，身體均勻的往下壓，直到離
地10到15公分，並與地板平行，也就是
屈肘棒式（見32頁）。手臂保持彎曲，手肘
夾緊身體，眼睛看著地板。

3 吸氣，身體往
前挪，讓腳背
貼地，變成抬犬式
（見32頁）。手臂伸
直，臀部往前拉、
胸部挺出，讓整個
身體離地，腿要保
持挺直。

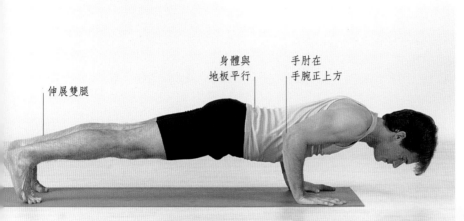

伸展雙腿

身體與
地板平行

手肘在
手腕正上方

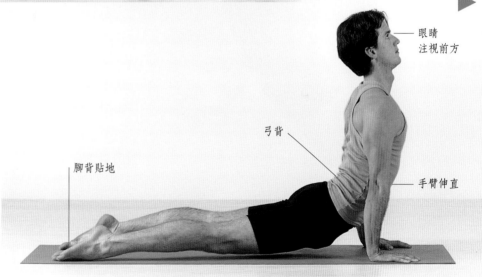

眼睛
注視前方

弓背

手臂伸直

腳背貼地

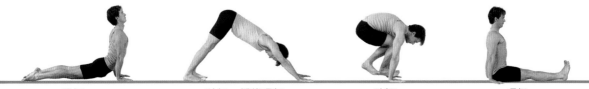

吸氣⋯⋯　　　　吐氣，然後吸氣⋯⋯　　　　吐氣⋯⋯　　　　吸氣

4 吐氣，臀部抬高並往後推出去，坐骨推向天花板，變成伏犬式（見33頁）。手指根部往地板推，讓手臂伸直；腿往後推，讓腳跟踩地。將身體重量平均分配於四肢。頭與身體要呈一直線，眼睛注視肚臍，維持這個姿勢，深吸一口氣。

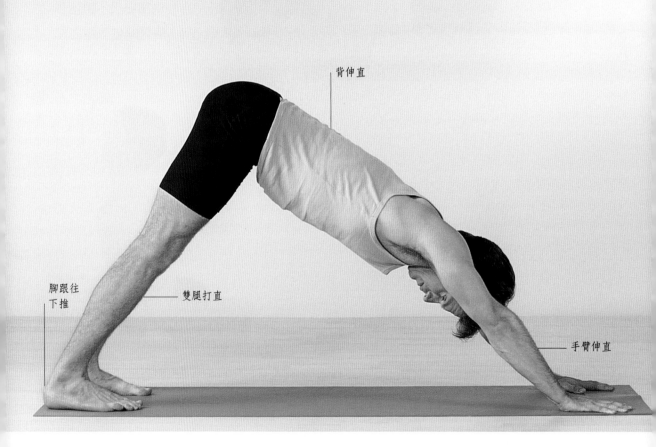

背伸直

腳跟往
下推

雙腿打直

手臂伸直

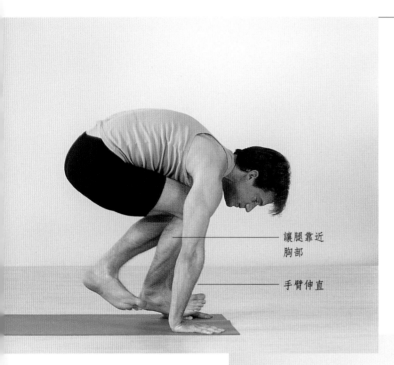

讓腿靠近
胸部

手臂伸直

5 吐氣，屈膝，然後腳往地板一踢而離地，在半空中雙腿交疊，讓身體緊縮呈蹲伏的姿勢，接著讓雙腳繼續離地，盪過手臂之間，然後伸直，雙腿與臀部應同時在上半身前著地。如果無法一口氣把腿盪到前面變成坐姿，可以分成兩個步驟來做：先讓交疊的雙腳在手臂之間著地（見91頁），再把腿往身體前面伸直。

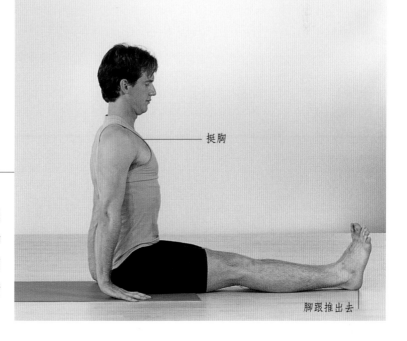

挺胸

腳跟推出去

6 維持這個結束的姿勢，深吸一口氣。此時，腿往前伸展，手臂在身體旁伸直，手朝向前方，而腳趾朝上。眼睛往前方直視，準備做下一個動作。

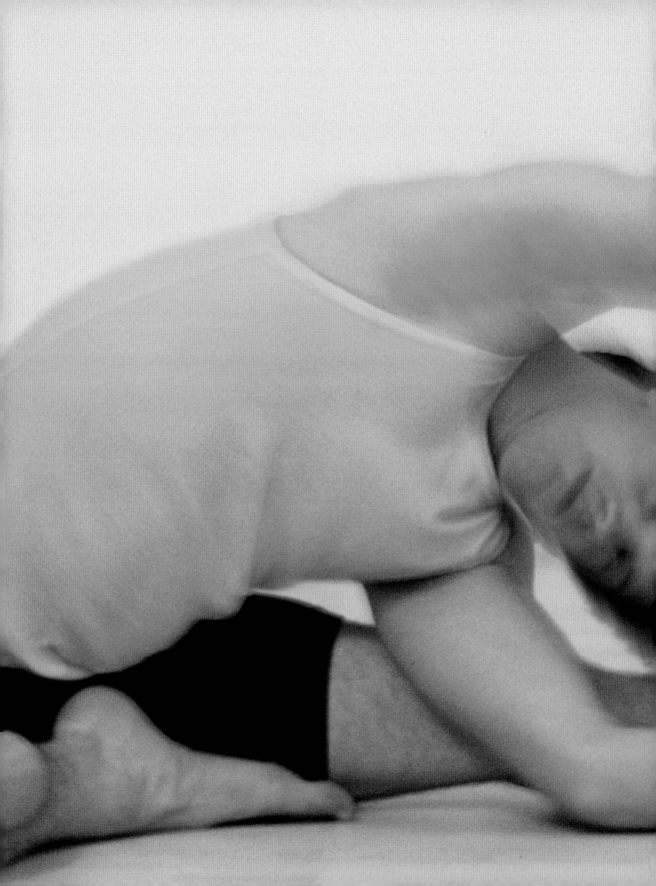

坐姿體位法

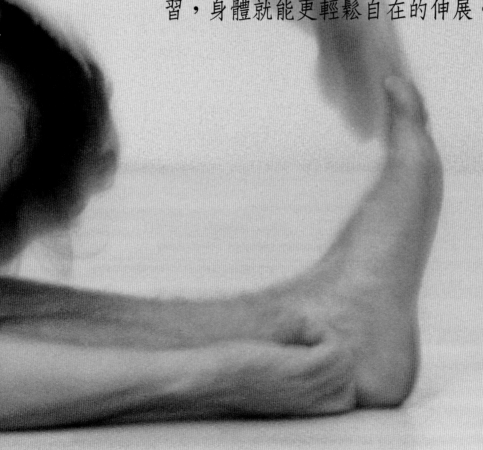

做完了後彎體位法，現在要進入節奏較緩和的坐姿體位法。進行坐姿體位法時，要注意姿勢正確，伸展時避免壓迫胸腔。一開始會覺得髖部、後腿筋痠緊，而無法做出標準姿勢，這是很正常的，不要灰心，只要勤加練習，身體就能更輕鬆自在的伸展。

頭貼腳式
JANU SIRSASANA

這個體位法可強化消化系統及腎臟。先從右邊開始做起，維持該姿勢，做五到八次呼吸，然後最好讓右腳繼續彎著，直接進行下一個姿勢：轉身頭貼腳式（見116-117頁），然後換成身體左邊，連續做完這兩個體位法。

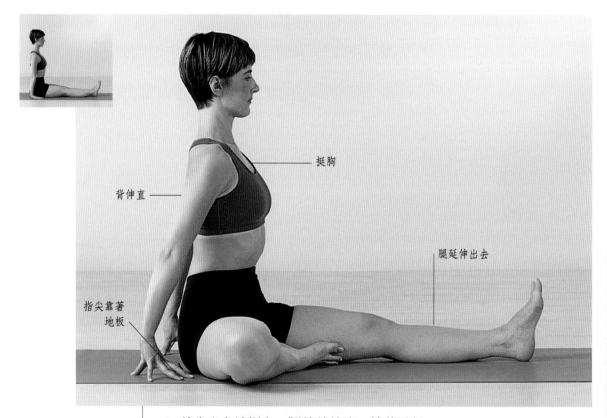

挺胸

背伸直

腿延伸出去

指尖靠著地板

1 首先坐在地板上，腿往前伸直。接著吸氣，右腳膝蓋往旁邊彎90度，盡量讓右腳跟靠近會陰，手指推高，只讓指尖碰地板。

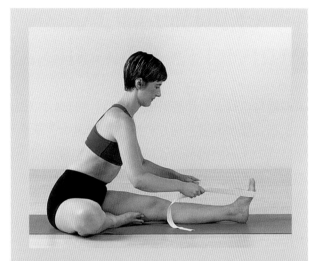

2 吐氣，身體往前傾，左手繞過伸直的左腳，握住右手手腕。然後一邊吸氣，身體往前彎下，手肘屈起，讓胸部貼左腿，額頭貼小腿，坐骨要保持著地，眼睛看下方，維持這個姿勢不動，做五到八次呼吸。然後吸氣，身體坐直回到步驟1的姿勢，準備好做轉身頭貼腳式（見116-117頁）。

替代姿勢

如果身體往前彎時，腿無法伸直，可以用一條帶子繞過前腳掌，雙手拉住帶子，盡量拉近腳，注意坐骨必須著地，並拉長脊椎。

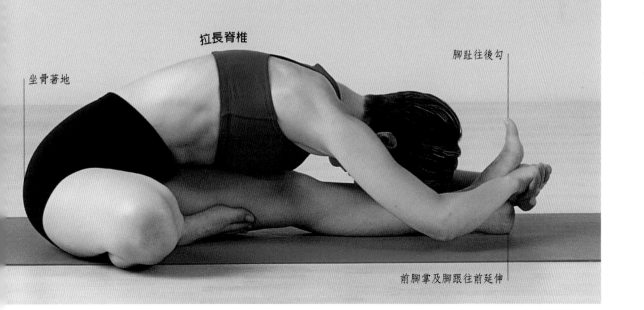

拉長脊椎

腳趾往後勾

坐骨著地

前腳掌及腳跟往前延伸

轉身頭貼腳式
PARIVRTTA JANU SIRSASANA

這個體位法與上一個姿勢頭貼腳式（見114-115頁）很類似，不同的
是，這個姿勢需要把頭拉向彎曲的膝蓋，上半身也跟著頭而扭轉。
這個活力十足的體位法，能有效刺激血液循環。維持這個姿勢，做
五到八次呼吸，然後回到頭貼腳式的步驟1（見114頁），再換成身
體左邊重複整個步驟。

1 首先坐在地板上，右腳膝蓋
屈起，腳跟貼緊會陰。吸
氣，身體及髖部轉向右邊，右腳
膝蓋往後伸展，右腳繼續貼近鼠
蹊，此時手臂移到身體前方。

髖部往後轉

手臂放在
腿的內側

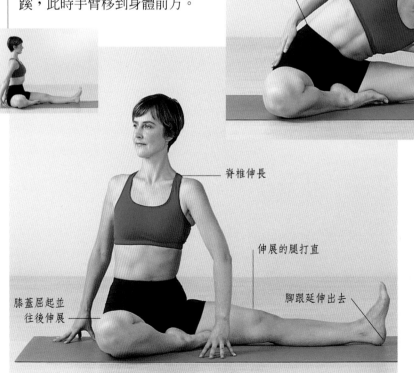

脊椎伸長

伸展的腿打直

膝蓋屈起並
往後伸展

腳跟延伸出去

2 吐氣，身體往左腿
伸展，拉身體的右
側，將右胸廓往上轉。
右腳跟盡量貼近恥骨。
左手抓住左腳足弓，眼
睛注視上方。

3 吸氣，右手往上伸展，繞過身體，抓
　住左腳的外側。記得坐骨要貼地，並
提起腰部。此時眼睛注視上方。維持這個
姿勢不動，做五到八次呼吸。吐氣，回到
頭貼腳式的步驟1（見114頁），然後換成
另一邊重複做這兩個體位法。

替代姿勢

如果雙手無法抓住伸展的腳，可以把左手放在
左腳旁，右手放在頸部後
面，重點是要伸展腰部及
脊椎，而不是抓住腳。

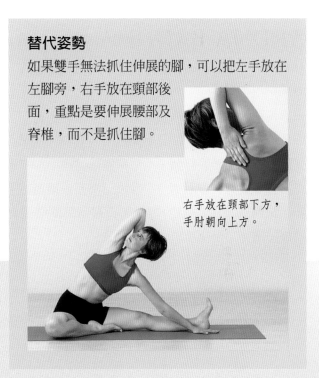

右手放在頸部下方，
手肘朝向上方。

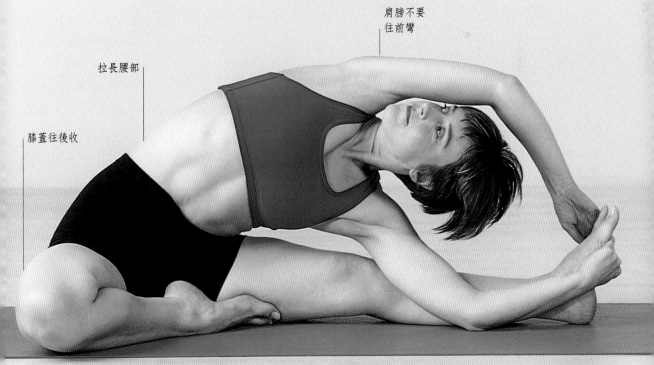

肩膀不要
往前彎

拉長腰部

膝蓋往後收

半蓮花前彎式
ARDHA BADDHA PADMA PASCHIMOTTANASANA

半蓮花前彎式能徹底伸展身體背面。這個姿勢可改善前彎或下垂的肩膀，不過切記不要勉強。把腳放在鼠蹊前，要先確定髖關節徹底打開，不然會傷害膝蓋。從右邊開始，維持這個姿勢，做五到八次呼吸，然後直接進行下一個姿勢：扭轉式（見120-121頁）；右邊做完兩個姿勢後，再換成左邊重複整個步驟。

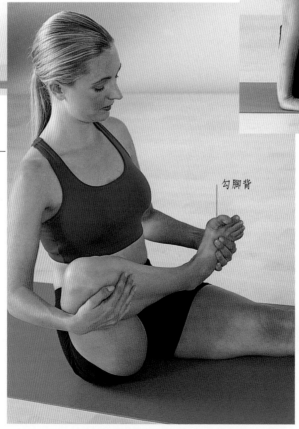

腳靠在大腿上，貼近身體

膝蓋朝上

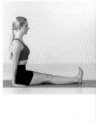

1 一開始坐在地板上，雙腿往前伸直，手臂放在兩旁，掌心平放在地板上，指尖朝向前方。接著吸氣，右手抓住右腳膝蓋外側，左手抓住右腳。將右腳放在左大腿上靠近鼠蹊的地方，骨盆轉動讓右腳膝蓋朝向前方。

勾腳背

2 繼續吸氣，身體坐直，雙手平放在髖部兩側的地板上。左腳內側往前推，眼睛看著左腳大腳趾。

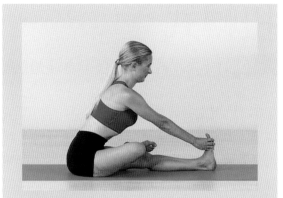

3 吐氣，右手繞過背後，抓住右腳。身體開始往前彎下，徹底扭轉髖關節，左手抓住左腳，眼睛注視下方，維持這個姿勢不動，做五到八次呼吸。接著，一邊吸氣，一邊回到步驟2，準備進行扭轉式（見120-121頁）。

替代姿勢
如果髖部很僵硬，身體無法往前彎下，就把右腳放在左腳膝蓋上方，雙手盡量抓住左腳即可。

維持
勾腳背

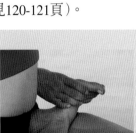

右手繞過背後抓住右腳，記得勾腳背，不要讓腳踝往內鬆掉。

胸部保持擴張

肩膀往下拉，盡量離開耳朵

大腿骨
往內轉

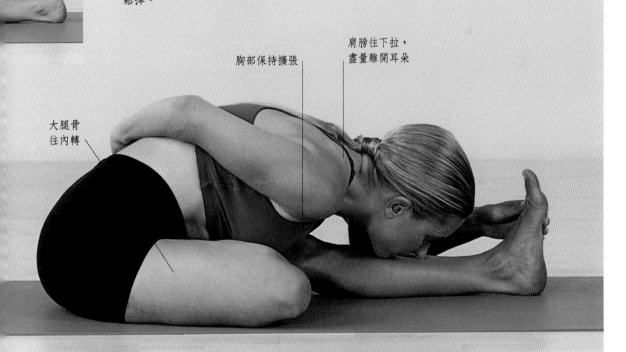

扭轉式
ARDHA MATSYENDRASANA

扭轉式的梵文名稱中，ardha是指「一半」；matsyendra原是一條魚，被濕婆神變成神仙後，就到處傳揚、教導瑜伽。如果脊椎受過傷，做任何扭轉的體位法前都要先詢問有經驗的瑜伽老師。維持姿勢不動，做五到八次呼吸；這個體位法與前一個動作半蓮花前彎式（見118-119頁）搭配進行。

2 一邊吐氣，左手臂繞過背後，身體往前傾向伸展的腿，左手抓住右腿內側。

1 首先坐在地板上，右腳膝蓋屈起，腳跟貼緊恥骨。吸氣後，身體轉向左邊，把右手放在左小腿上。身子盡量坐直，薦骨往內縮，拉長脊椎。記得要保持挺胸，眼睛注視前方。

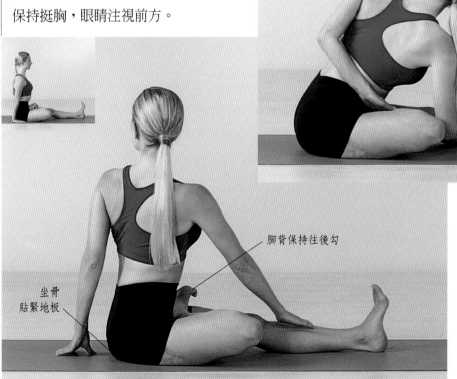

肩膀往下拉 ——

由前腳掌及
腳跟往前延伸

腳背保持往後勾

坐骨
貼緊地板

3 一邊吸氣，一邊用右手抓住左腳外側，上半身抬起來並轉向左邊。藉著拉住右腳讓扭轉更為徹底。眼睛看著左肩。維持這個姿勢，做五到八次呼吸。然後吐氣，變成竿式的坐姿，準備換邊重複整個步驟（見118頁）。

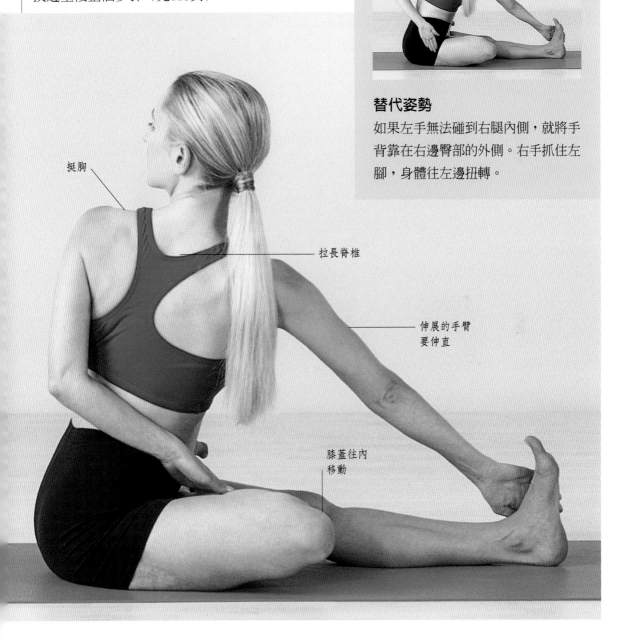

替代姿勢
如果左手無法碰到右腿內側，就將手背靠在右邊臀部的外側。右手抓住左腳，身體往左邊扭轉。

挺胸

拉長脊椎

伸展的手臂
要伸直

膝蓋往內
移動

馬奇式A式
MARICHYASANA A

接下來的體位法是根據Marichi（馬奇）這個名字命名；馬奇是神話中的哲人，也是創造宇宙之神梵天的兒子。馬奇式系列的體位法有加強消化系統的功效。先從右邊開始，維持馬奇式A式的姿勢做五到八次呼吸，在同一邊繼續做馬奇式C式（見124-125頁），再換左邊連續做這兩個姿勢。

2 開始吐氣，右手臂往前伸，身體向下壓並往左腿伸展，右邊的肩膀盡量在右小腿前方壓低。右手往前伸時，可以幫助伸展上半身及脊椎。右腳往下壓住。

1 先在地板上以竿式坐著：雙腿往前伸直，手臂放在兩旁。一邊吸氣，一邊屈起右腿，將右腳放在右邊坐骨的前面，雙手往後挪，讓身子坐直，左腳徹底伸展出去，眼睛看著前方。

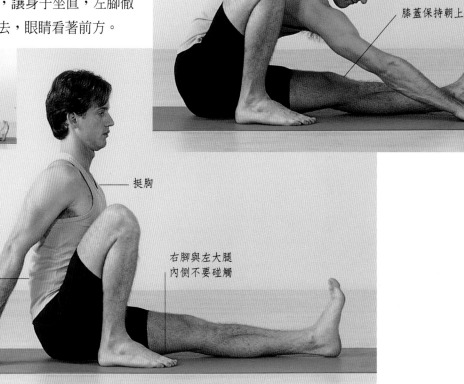

伸展脊椎

膝蓋保持朝上

挺胸

拉長脊椎

右腳與左大腿內側不要碰觸

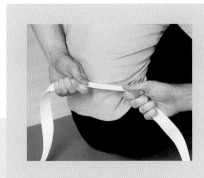

替代姿勢
如果右手無法抓到左手腕或手指，可以用帶子繞過背後，雙手抓住帶子，並盡量讓雙手靠近。

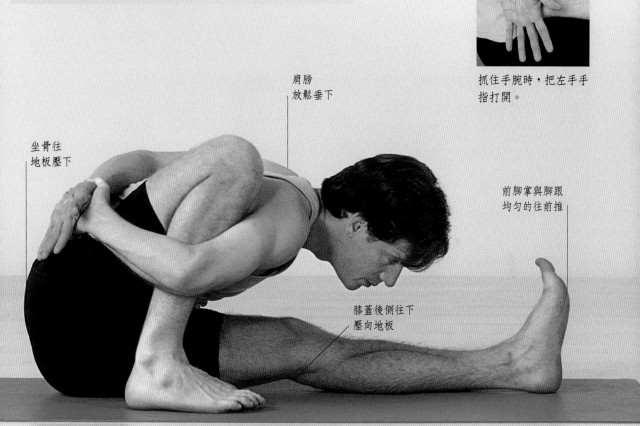

肩膀
放鬆垂下

抓住手腕時，把左手手指打開。

坐骨往
地板壓下

前腳掌與腳跟
均勻的往前推

膝蓋後側往下
壓向地板

3 繼續吐氣，右手繞過背後，抓住左手手腕。下巴往下壓低，靠近左小腿，右腳保持均勻的貼地並張開腳趾。盡量讓右邊的坐骨著地，眼睛注視地板，維持馬奇式A式不動，做五到八次呼吸。然後吸氣，回到步驟1的姿勢，準備做馬奇式C式（見124-125頁）。

馬奇式C式
MARICHYASANA C

這個體位法與前一個動作馬奇式A式（見122-123頁）都有緩和生理痛、強化子宮的良好功效，也能幫助改善腸胃問題。先從右邊開始做馬奇式C式，維持該姿勢，做五到八次呼吸，然後回到馬奇式A式，換腿，重複做這兩式。

1 延續著馬奇式A式，首先坐在地板上，左腿往前伸展，右腳放在右邊坐骨的前方。接著吸氣，上半身轉向右邊，此時左腳腳跟往前推，右腳平均的往下壓。

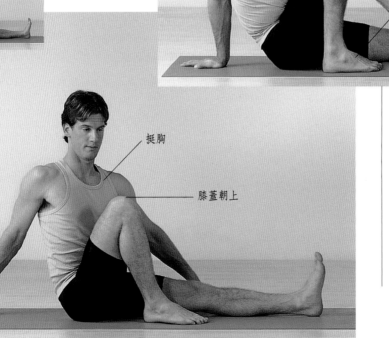

手臂內緣
碰觸腿的外側

腳壓緊地板

挺胸

膝蓋朝上

2 吐氣，右手臂拉近上半身，掌心往地板壓下。左手臂繞過右腿的外側，兩邊的坐骨壓緊地板。轉動左手臂，讓手臂內緣碰觸右腿外側。

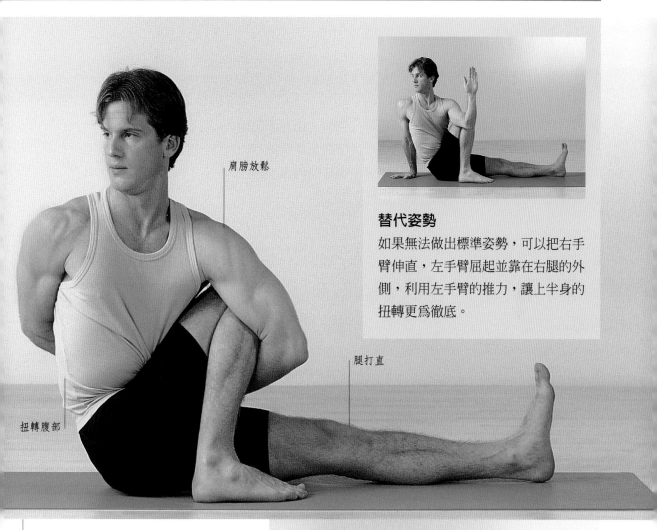

肩膀放鬆

腿打直

扭轉腹部

替代姿勢

如果無法做出標準姿勢，可以把右手
臂伸直，左手臂屈起並靠在右腿的外
側，利用左手臂的推力，讓上半身的
扭轉更為徹底。

3 吸氣後，右手臂在背後伸展
出去抓住左手腕，肩膀往下
放鬆，胸部挺出。眼睛注視地平
線的一個點，維持這個姿勢不
動，做五到八次呼吸。

4 吐氣，手臂鬆開，右腿伸直。身子
坐直呈竿式，準備做左邊的馬奇式
A式（見122-123頁）。完成後，維持這
個姿勢，準備做下一個體位法。

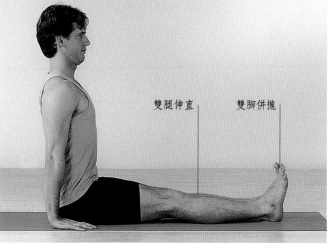

雙腿伸直   雙腳併攏

前彎式
PASCHIMOTTANASANA

前彎式的梵文名稱中，paschima意思是「西方」，這個瑜伽體
位法中，身體的背部被比喻成西方，而身體的正面是東方。
前彎式伸展身體的西方，有鎮定之功效，能幫助加深呼吸、
縮緊會陰。維持這個姿勢不動，做五到八次呼吸。

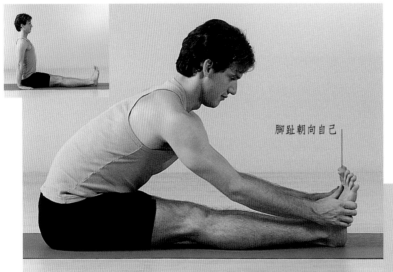

腳趾朝向自己

2 一邊吸氣，一邊抬
起上半身，雙手把
雙腳往後拉，前腳掌及
腳跟均勻的往前推。脊
椎伸直並挺胸。

1 首先坐在地板上，雙腿往前
伸直，手臂放在身體兩側。
接著開始吐氣，身體從髖關節往
前彎，雙手抓住雙腳的外側。雙
腿要伸直，並由雙腳伸展出去，
膝蓋的後面壓向地板，眼睛看著
大腳趾。

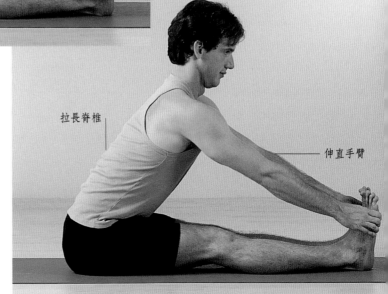

拉長脊椎

伸直手臂

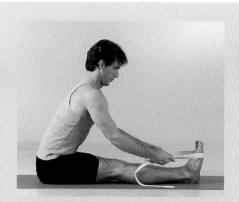

替代姿勢
如果雙手摸不到雙腳的
外側，就用一條帶子繞
過前腳掌，兩手各抓住
帶子的一端。讓腳跟及
前腳掌往前推，雙手則
把帶子往後拉。

拉長脊椎　　　　　　肩膀往下拉

腳趾往後勾

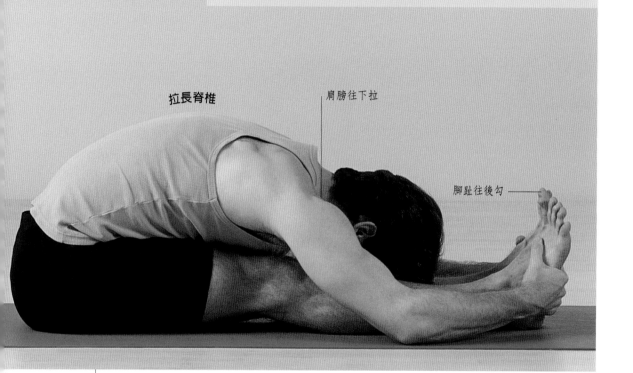

3 吐氣，整個上半身徹底往前彎下，讓
身體正面在腿上徹底伸展，雙手抓住
雙腳的外側。腰部拉長，坐骨壓緊地板，
大腿稍微往內轉，雙腿保持挺直。維持這
個姿勢不動，做五到八次呼吸。然後吸
氣，回到竿式，準備做下一個體位法。

蝴蝶式
BADDHA KONASANA

這個體位法能有效緩和生理痛，也是良好的產前運動。此外，還能改善泌尿系統的不適，並舒緩坐骨神經痛。膝蓋不要硬壓到地板上，應該讓鼠蹊自然張開。如果你的膝蓋會痛，可以在雙腿下放折疊的毯子作為支撐。維持這個姿勢不動，做五到八次呼吸。

1 首先坐在地板上，雙腿往前伸直，兩手放在身體兩側。接著開始吸氣，雙腿往內屈起，用手抓住腳，讓腳跟併攏且靠近鼠蹊。轉動骨盆一下，讓坐骨直接向下壓。此時縮緊會陰、腹部，眼睛注視前方。

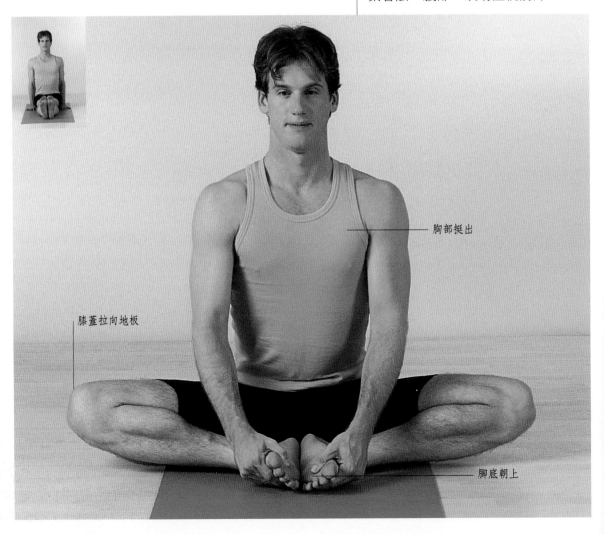

胸部挺出

膝蓋拉向地板

腳底朝上

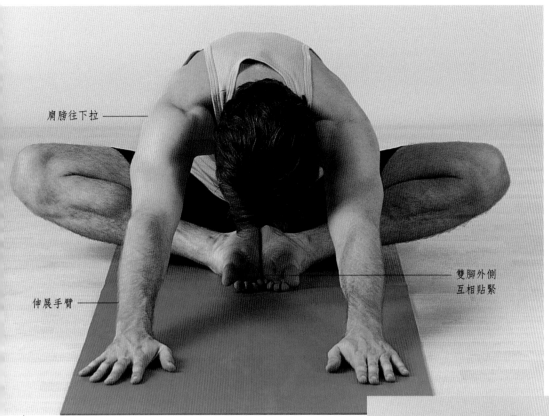

肩膀往下拉 ————

伸展手臂 ————

雙腳外側
互相貼緊

2 吐氣時，上半身從髖關節往前彎下，
變成蝴蝶式。坐骨保持壓緊地板，手
放開雙腳，手臂往前伸，伸展指尖。拉長
你的脊椎，讓脊椎一節一節伸展開來，腳
跟及膝蓋則繼續往下壓，眼睛看著地板。
維持這個姿勢不動，做五到八次呼吸。

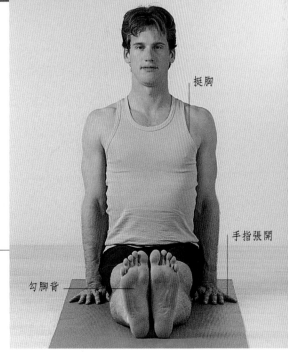

挺胸

手指張開

勾腳背 ————

3 吸氣，上半身抬起、挺直，雙腿在身
體前面伸直，雙手放在髖部兩側的地
板上，指尖朝著前方。腳背往後勾，眼睛
直視前方，準備做下一個動作。

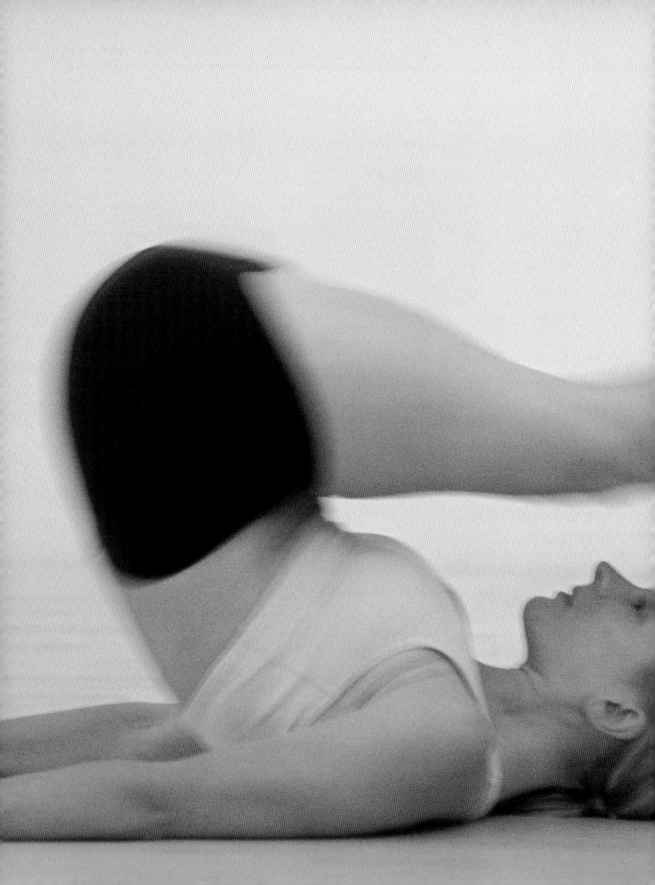

倒立體位法

練習倒立體位法時，最大的障礙就是恐懼。倒立體位法的動作比較困難，練習時必須嘗試突破體能的限制，而又不傷到身體。這就是所謂的「挑戰極限」。切記，練習倒立體位法，做每個姿勢時都要專注用心。

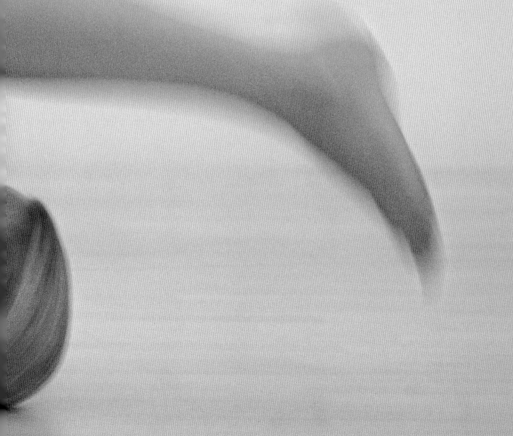

頭立式與嬰兒式
SALAMBA SIRSASANA & BALASANA

頭立式可說是所有體位法之王。當我們以頭倒立時，血液會流到腦部，讓腦子專注、清醒。這個體位法能有效改善失眠及頭痛等症狀。不過，如果有高血壓或是頸椎受過傷，最好事先請教合格的瑜伽老師，再做頭立式。頭立式至少要維持二十五次呼吸。

1 首先趴跪在地上，雙腿與臀部同寬，雙手與肩膀同寬。開始吐氣後，頭頂與下臂放到地板上。十指交叉，讓手的外緣貼地。手肘往內收，放在肩膀的正下方。

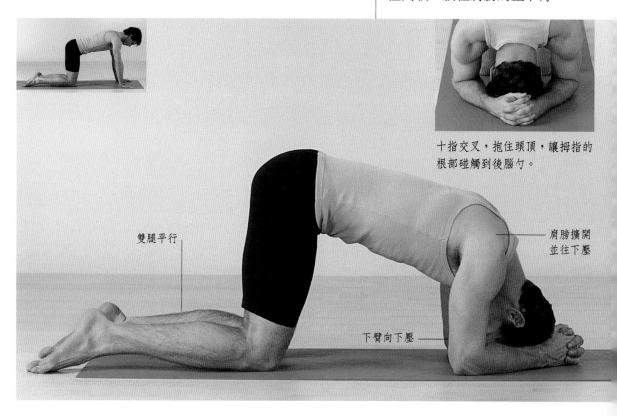

十指交叉，抱住頭頂，讓拇指的根部碰觸到後腦勺。

雙腿平行

肩膀擴開並往下壓

下臂向下壓

連續動作圖

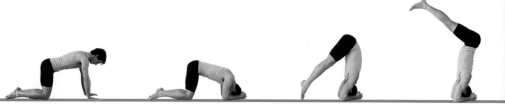

吸氣⋯⋯⋯⋯⋯⋯⋯⋯⋯吐氣⋯⋯⋯⋯⋯⋯⋯⋯⋯吸氣⋯⋯⋯⋯⋯⋯⋯⋯⋯開始吐氣⋯⋯⋯

2 開始吸氣後，將身體重量平均分配到下臂，此時縮緊會陰、腹部，雙腿挺直，雙腳慢慢往臉的方向走，髖部往後挺，眼睛看著腳。

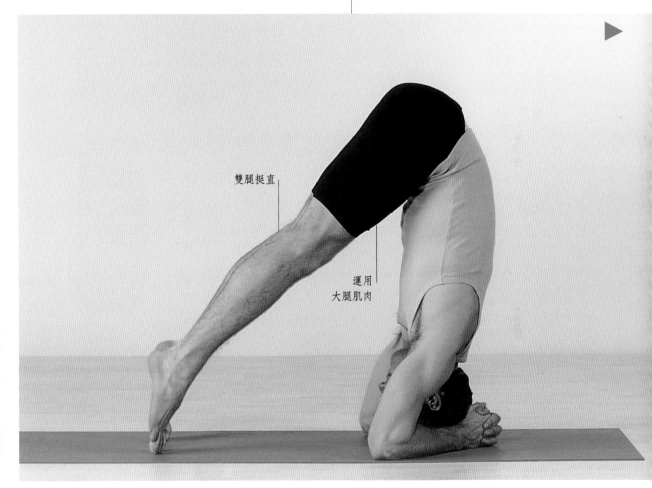

雙腿挺直

運用
大腿肌肉

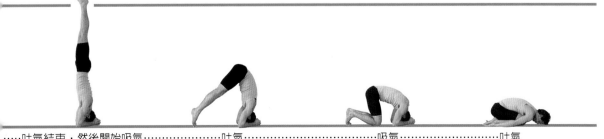

……吐氣結束，然後開始吸氣……………… 吐氣…………………………… 吸氣……………………………… 吐氣

3 吐氣，雙腿抬到半空中。髖部繼續往後面挪移，越過雙手的位置，讓身體重量平均落於下臂，眼睛直視前方。

4 繼續吐氣，然後雙腳內側朝向天花板伸展，雙腿保持伸直，這就是頭立式的標準姿勢。肩胛骨往背部方向拉下，拉長後頸部。此外，下臂及手的外緣繼續向下壓，眼睛注視上方。維持這個姿勢不動，至少做二十五次呼吸。

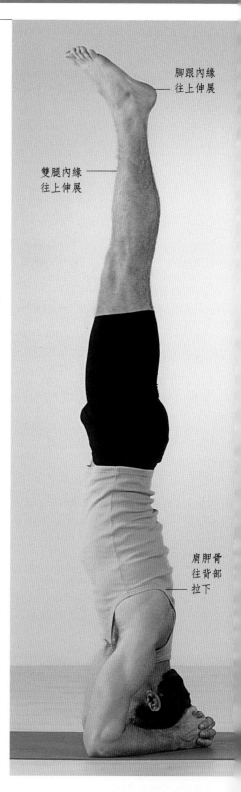

腳跟內緣往上伸展

雙腿內緣往上伸展

肩胛骨往背部拉下

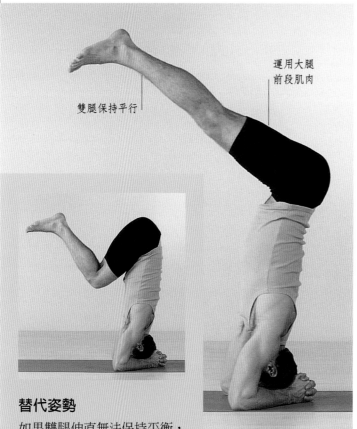

雙腿保持平行

運用大腿前段肌肉

替代姿勢

如果雙腿伸直無法保持平衡，那麼可以彎起膝蓋，先抬起小腿，或者一次舉起一隻腿。一開始做頭立式時，也可以靠著牆壁練習，會有些許幫助。

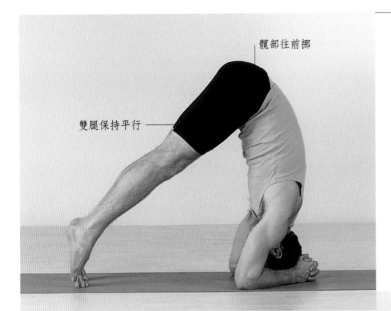

髖部往前挪

雙腿保持平行

5 一邊吐氣，一邊慢慢的把腳放到地板上，髖部往前挪移，腳趾碰地時，雙腿要打直、併攏，眼睛看著腳。

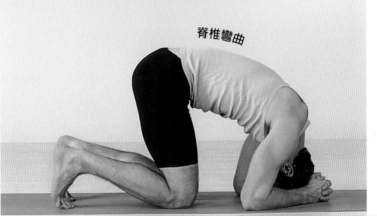

脊椎彎曲

6 前腳掌碰地時開始吸氣。雙腿屈起讓膝蓋碰到地板，變成蹲伏的姿勢，腳尖點地。

7 一邊吐氣，一邊解開手指，把手臂放到雙腿兩側，掌心朝上。臀部往下坐在腳跟上，額頭貼地，以這個嬰兒式跪姿休息，直到肩頸的壓力徹底放鬆。休息完畢後，身體坐直，準備做下一個姿勢。

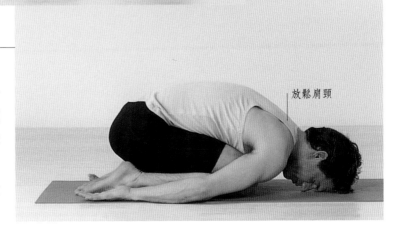

放鬆肩頸

肩立式

SALAMBA SARVANGASANA

如果說頭立式是瑜伽體位法之王，那麼肩立式可說是體位法之后。肩立式的梵文名稱中，sarvanga是指「全身」的意思，而肩立式確實對全身都有益處。這個體位法不但能改善血液循環、幫助呼吸通暢，也能減輕便祕症狀。維持肩立式不動，至少做二十五次呼吸。然後直接做138-139頁的鋤式與壓耳式。

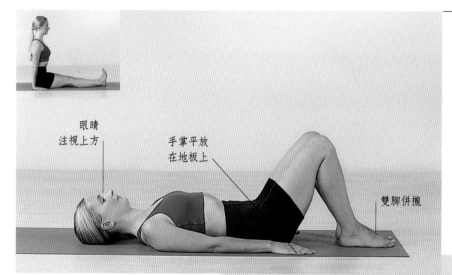

眼睛
注視上方

手掌平放
在地板上

雙腳併攏

1 首先坐在地板上，雙腿在身體前方伸直。接著開始吐氣，背躺到地板上，膝蓋彎起來，腿往上伸，讓腳掌平放在地板上，雙腳要併攏。手臂放在身體兩側，然後吸氣。

2 吐氣，雙手往地板壓緊，然後把屈起的腿、髖部抬到半空中，腳伸到頭上方時，把腿伸直。

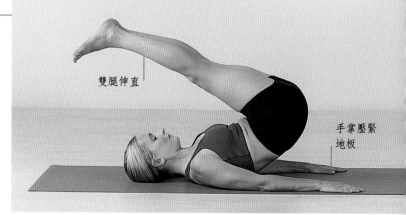

雙腿伸直

手掌壓緊
地板

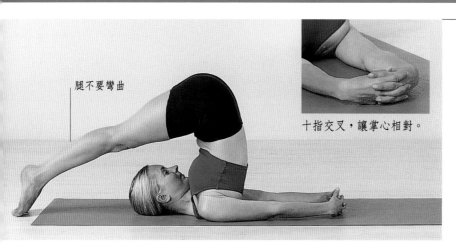

腿不要彎曲

十指交叉，讓掌心相對。

3 開始吸氣，伸展雙腿，讓足尖碰到地板，雙腿要保持挺直。雙手合掌，十指交叉，手臂要保持挺直。肩膀往內靠攏，把兩個手肘拉近。

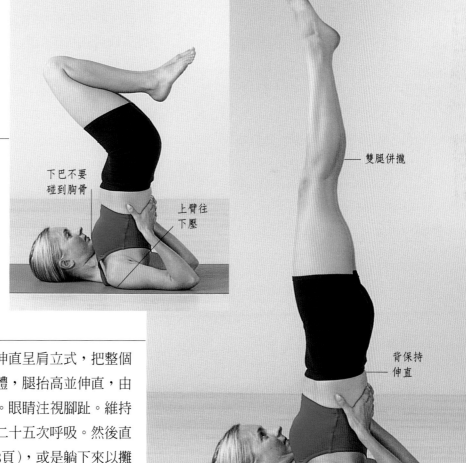

下巴不要碰到胸骨

上臂往下壓

雙腿併攏

背保持伸直

4 開始吐氣，手肘不要往外動，用手掌扶著中間的背部，讓指尖朝向天花板。膝蓋屈起、抬高，讓腿成彎曲狀，此時做一次完整的吸氣。

5 吐氣，雙腿伸直呈肩立式，把整個脊椎拉向身體，腿抬高並伸直，由前腳掌往上伸展。眼睛注視腳趾。維持肩立式不動，做二十五次呼吸。然後直接做鋤式（見138頁），或是躺下來以攤屍式休息（見144頁）。

鋤式與壓耳式
HALASANA & KARNAPIDASANA

這兩套體位法的第一種，身體的形狀就像是犁鋤，所以就稱為
鋤式。鋤式與壓耳式能活化腹部的內臟，也能減輕背痛。壓耳
式的梵文名稱中，karna的意思是「耳朵」，pida是指「壓力」。
每個姿勢各維持五到八次呼吸之久。

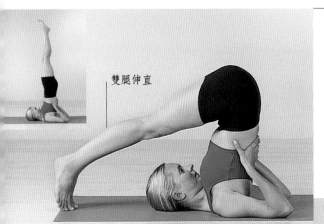

雙腿伸直

1 從肩立式變換到鋤式。開始吐氣，雙腳往下放到頭上方，讓腳趾碰觸地板。從腳跟伸展出去，雙腿挺直。維持這個姿勢，做五到八次呼吸。

2 現在開始要做壓耳式。吐氣時，把腿彎起來，如果可以，把膝蓋放到耳朵旁邊，腳背靠在地板上。手臂伸直，放在身體前方的地板上，十指交叉。眼睛注視上方，這個姿勢維持五到八次呼吸。

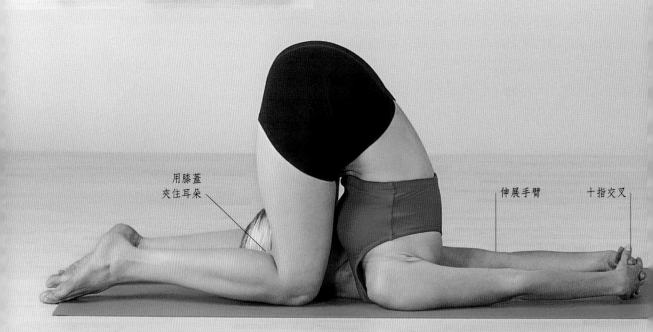

用膝蓋
夾住耳朵

伸展手臂　　十指交叉

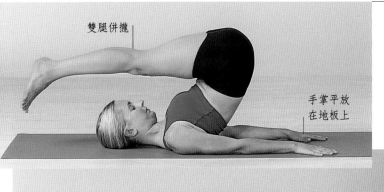

雙腿併攏

手掌平放
在地板上

3 吐氣，雙手解開，手掌壓緊地板。雙腿伸直並抬高離地，慢慢的把臀部放到地板上，此時運用腹部及大腿的肌肉。

4 吐氣結束時，把腿放到地板上，然後吸氣，平躺在地板上做數次呼吸，讓整個身體放鬆，眼睛注視上方。

雙腿平行

5 吐氣，腿抬起來離地，雙手抓住膝蓋，把膝蓋拉近胸部，切記，下半部的脊椎仍要著地，肩膀往背部拉下。

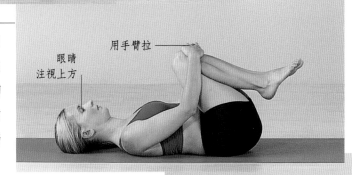

眼睛
注視上方

用手臂拉

6 吸氣，小腿交疊，身體往前滾動變成坐姿，手繼續抓住膝蓋。身子坐直，雙腳平放在地板上。拉長脊椎向頭頂伸展。準備伸展腿部，做蓮花式一式（見140-141頁）。

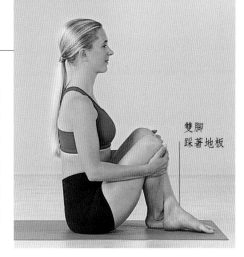

雙腳
踩著地板

蓮花式一式
PADMASANA 1

蓮花式是冥想的體位法，也是最常讓人聯想到瑜伽的姿勢。蓮花式根據困難度可分成好幾種不同的做法。一開始先做本跨頁的姿勢，等到得心應手就可練習142-143頁進階的蓮花式二式。如果髖關節僵硬，或是膝蓋不舒服、緊痛，可以做替代姿勢。維持蓮花式做十次呼吸。

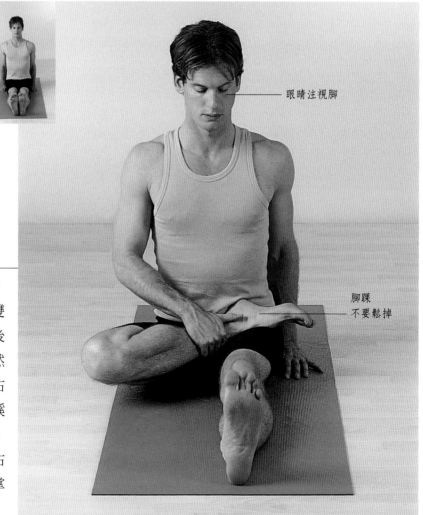

眼睛注視腳

腳踝
不要鬆掉

1 開始吸氣後身體坐直，手臂放在身體兩側，雙腿在前面伸直，腳背往後勾。用右手抓住右腳踝，然後右腿屈膝拉近腹部，把右腳放於左大腿上，靠近鼠蹊處，右腳腳背要持續勾回，不要讓腳踝的內側鬆垮。右手臂往後放回身體右側，掌心朝下。

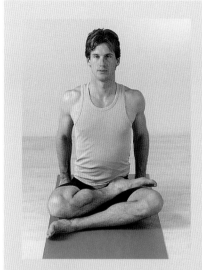

替代姿勢

如果無法把左腳放到右大腿上
靠近鼠蹊的位置，就把左腳放
在右膝前面的地板上，左手臂
收回身體左側，練順之後髖關
節自然能打開，要有耐心。

2 吐氣，用左手抓住左腳踝，
然後左腿屈膝拉近腹部。把
左腳放在右大腿上，靠近鼠蹊
處，左腳腳背保持勾回，右腳膝
蓋往地板壓下，必要時坐骨可以
往前挪。不要硬把兩腳膝蓋壓到
地板，左手臂收回身體旁，眼睛
注視前方。維持蓮花式不動，做
十次呼吸，如果覺得身體狀況可
以負擔，就開始做蓮花式二式
（見142-143頁），否則就做攤屍
式休息（見144頁）。

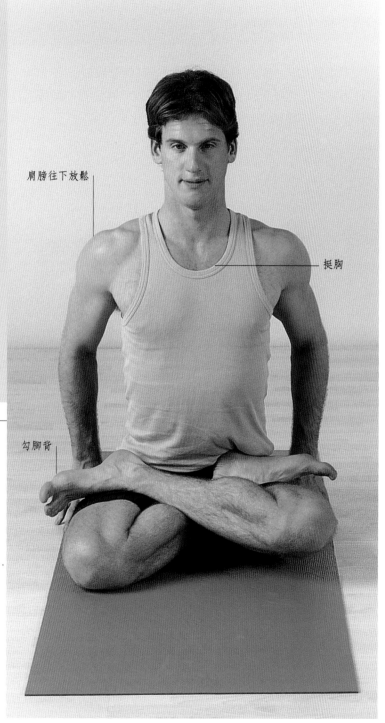

肩膀往下放鬆

挺胸

勾腳背

蓮花式二式
PADMASANA 2

一旦練熟蓮花式一式（見140-141頁），就能練習蓮花式二式。蓮花式二式不但可放鬆髖關節，也能伸展脊柱並鍛鍊肩膀的肌肉。維持這個姿勢，做十次呼吸。

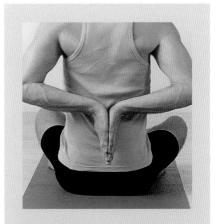

替代姿勢
如果雙手無法在背後合掌呈祈禱手勢，可以指尖朝下合掌，讓拇指貼著脊椎。

肩膀往後拉

挺胸

雙手合掌，指尖往上伸展，肩胛骨往背部下拉。

1 從蓮花式一式的姿勢開始（見141頁）。吸氣後，在背後屈起手臂，雙手合掌呈祈禱手勢，指尖朝上，小指貼著脊椎。掌心互相壓緊，眼睛直視前方。

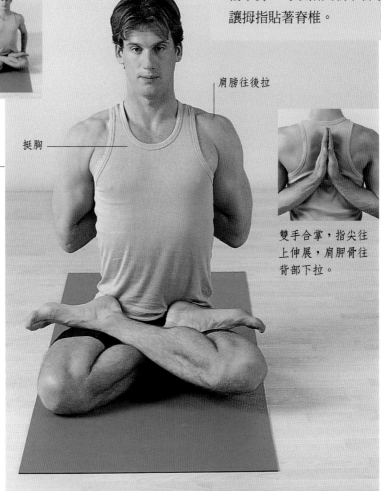

2 開始吐氣，身體往前彎下，雙手在背後保持合掌，如果可以的話，用額頭貼地。身體往下拉，讓坐骨靠近地板。眼睛注視下方。維持蓮花式二式的姿勢不動，做十次呼吸，然後鬆開手腳，身體坐直，準備躺下來做攤屍式（見144頁）。

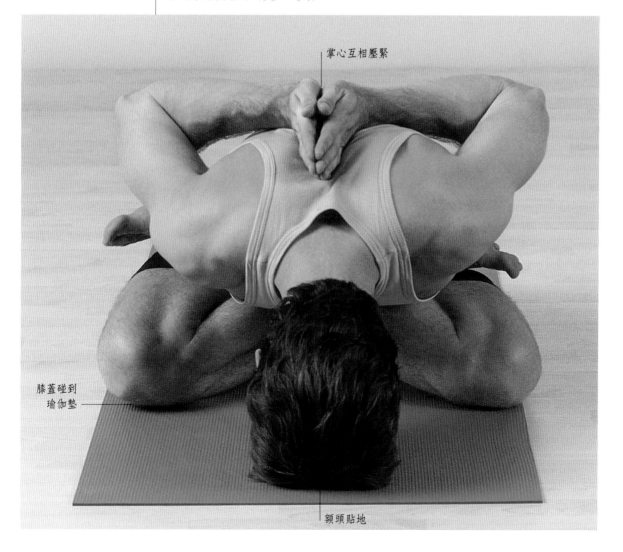

掌心互相壓緊

膝蓋碰到
瑜伽墊

額頭貼地

攤屍式
SAVASANA

攤屍式是每套瑜伽運動的最後一個體位法，它能讓你在休息的時候，進入冥想的境界。攤屍式的梵文名稱中，sava是指「屍體」；做這個體位法時，就是要躺著完全不動，讓身體徹底的放鬆、休息，同時也要讓意念專注於內在的感官能力，達到冥想的狀態。如果思緒開始散亂，要提醒自己專注於當前這一刻純感官的經驗。躺在地上維持這個姿勢大約十到十五分鐘。

開始吐氣後，身體平躺於墊子上，讓手臂、雙腿各與身體呈30度。手、腳放鬆滑向一邊，掌心朝上。肩膀往背部拉下。眼睛閉起來，自然的呼吸，把身體的重量完全拋給地板。

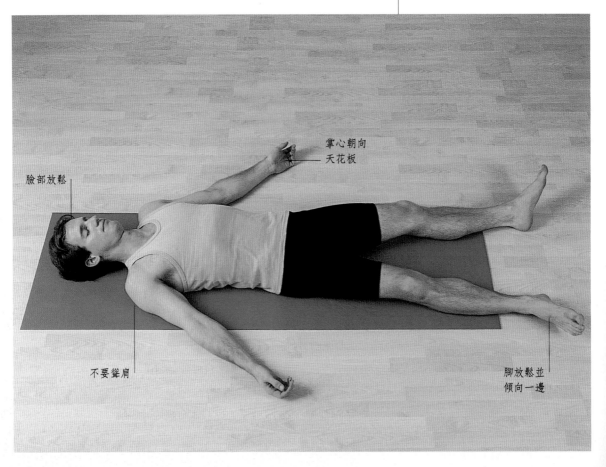

臉部放鬆

掌心朝向
天花板

不要聳肩

腳放鬆並
傾向一邊

瑜伽運動計畫

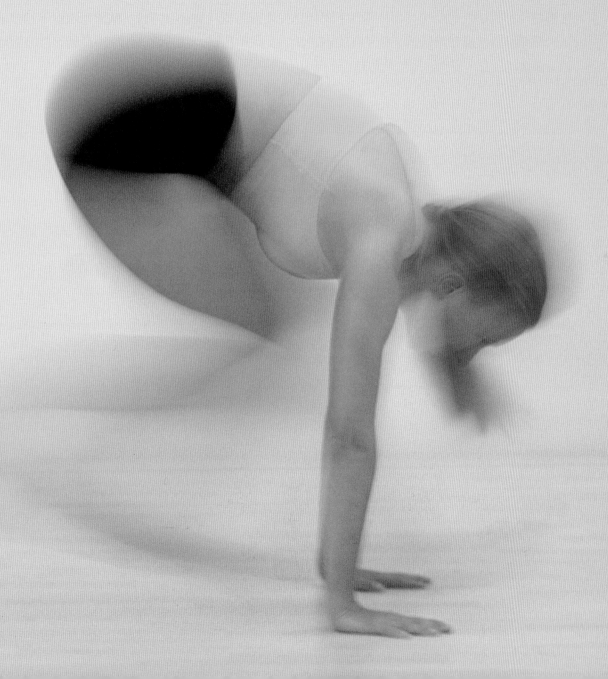

30分鐘的瑜伽運動

如果你只有30分鐘的空間，這套體位法的設計能讓你進行充分的瑜伽運動。30分鐘的瑜伽運動在本書介紹的三種運動計畫中，是最不費力的。開始練瑜伽前必須先暖身。你可以從14-17頁介紹的四種暖身操中，選擇坐姿和站姿暖身運動各一種。完畢後，做拜日式A式（見20-29頁）兩回，接著做拜日式B式（見30-41頁）兩回。然後做完側跳躍式（見46-47頁），就開始做以下的體位法。所有雙邊的瑜伽體位法，都是先從右邊開始，再做左邊。至於體位法、轉換動作的分解步驟，請參閱正文，直到你完全熟悉為止。

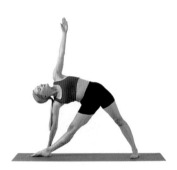

1 伸展三角式
（見48-49頁）

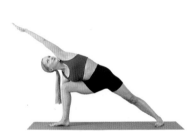

2 側伸展式
（見52-53頁）

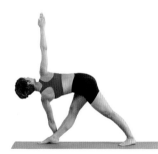

3 轉身三角式
（見62-63頁）

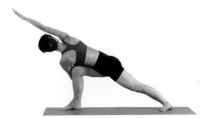

4 側轉身式
（見60-61頁）

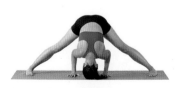

5 分腿式A式
（見64-67頁）

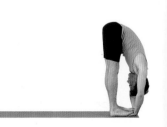

6 握腳趾前彎式與壓掌前彎式
（見68-71頁）

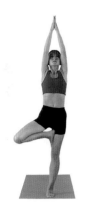

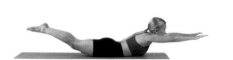

轉換動作

轉換動作

7 樹式
（見72-73頁）

8 站姿變成趴姿
（見82-83頁）

9 蝗蟲式
（見84-85頁）

10 弓式變成坐姿
（見90-93頁）

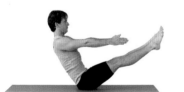
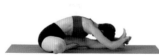
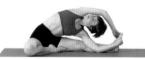

11 船式
（見104-105頁）

12 頭貼腳式
（見114-115頁）

13 轉身頭貼腳式
（見116-117頁）

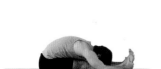
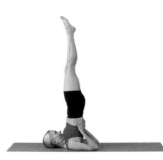
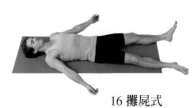

14 前彎式
（見126-127頁）

15 肩立式
（見136-137頁）

16 攤屍式
（見144頁）

60分鐘的瑜伽運動

這套運動能讓你在60分鐘內充分進行瑜伽運動。做60分鐘的律動瑜伽前，必須先做一個坐姿及站姿的暖身操（見14-17頁），然後繼續熱身，做拜日式A式（見20-29頁）三回，還有拜日式B式（見30-41頁）三回。接著做側跳躍式（見46-47頁），然後開始做以下的瑜伽體位法。所有雙邊的體位法，都是先從右邊開始，再換到左邊。若不確定體位法及轉換動作的步驟，請參閱書中正文的說明。

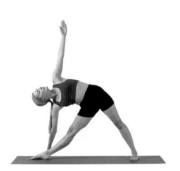

1 伸展三角式
（見48-49頁）

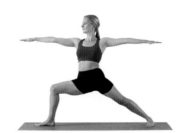

2 勇士式B式
（見50-51頁）

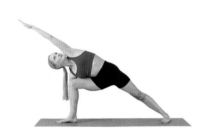

3 側伸展式
（見52-53頁）

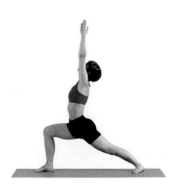

4 勇士式A式
（見58-59頁）

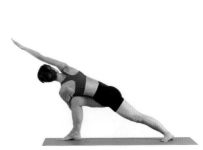

5 側轉身式
（見60-61頁）

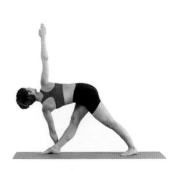

6 轉身三角式
（見62-63頁）

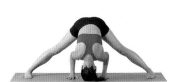

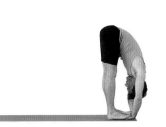

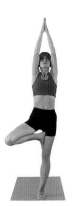

7 分腿式A式
（見64-67頁）

8 握腳趾前彎式與壓掌前彎式
（見68-71頁）

9 樹式
（見72-73頁）

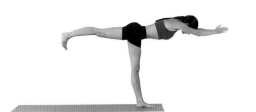

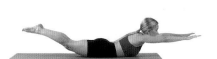

10 勇士式C式
（見74-75頁）

轉換動作
11 站姿變成趴姿
（見82-83頁）

12 蝗蟲式
（見84-85頁）

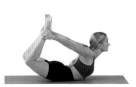

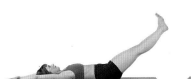

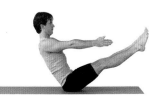

13 弓式
（見88-89頁）

轉換動作
14 弓式變成坐姿
（見90-93頁）

15 抬腿式
（見96-97頁）

16 船式
（見104-105頁）

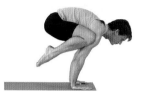 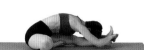 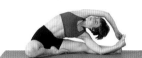

17 鶴式
（見106-107頁）

轉換動作

18 鶴式變成坐姿
（見108-111頁）

19 頭貼腳式
（見114-115頁）

20 轉身頭貼腳式
（見116-117頁）

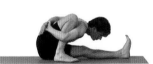 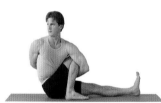 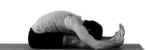

21 馬奇式A式
（見122-123頁）

22 馬奇式C式
（見124-125頁）

23 前彎式
（見126-127頁）

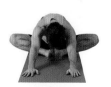 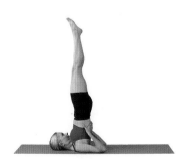 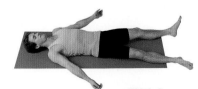

24 蝴蝶式
（見128-129頁）

25 肩立式
（見136-137頁）

26 攤屍式
（見144頁）

90分鐘的瑜伽運動

這套體位法讓你做完90分鐘完整的瑜伽運動，包括了書中所有的體位法，是三套瑜伽運動中最消耗體力的。開始做90分鐘的瑜伽運動前，先做書中介紹的四種坐姿、站姿的暖身操（見14-17頁）。繼續熱身，做五回的拜日式A式（見20-29頁）及五回的拜日式B式（見30-41頁）。然後做側跳躍式（見46-47頁），接著開始做以下的體位法。所有雙邊的體位法，都先從右邊開始，再換成左邊。若不確定體位法或轉換動作的步驟，請翻閱書中正文的說明。

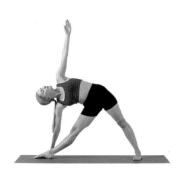

1 伸展三角式
（見48-49頁）

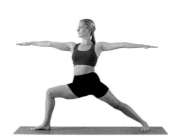

2 勇士式B式
（見50-51頁）

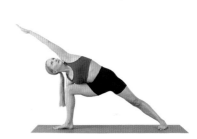

3 側伸展式
（見52-53頁）

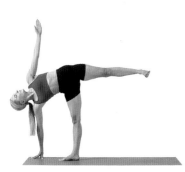

4 半月式
（見54-55頁）

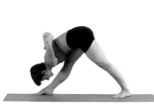

5 前後分腿式
（見56-57頁）

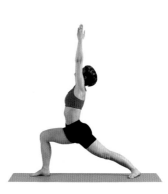

6 勇士式A式
（見58-59頁）

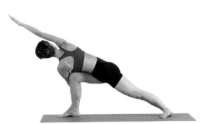

7 側轉身式
（見60-61頁）

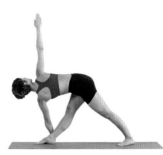

8 轉身三角式
（見62-63頁）

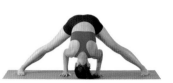

9 分腿式A式
（見64-67頁）

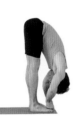

10 握腳趾前彎式
（見68頁）

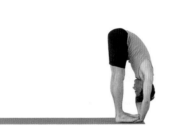

11 壓掌前彎式
（見68-71頁）

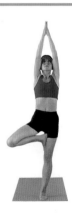

12 樹式
（見72-73頁）

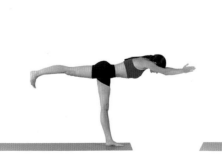

13 勇士式C式
（見74-75頁）

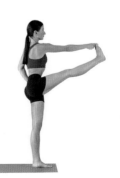

14 拎腳趾式
（見76-79頁）

轉換動作

15 站姿變成趴姿
（見82-83頁）

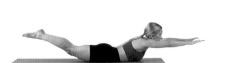

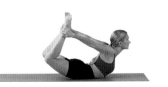

轉換動作

16 蝗蟲式
（見84-85頁）

17 弓式
（見88-89頁）

18 弓式變成坐姿
（見90-93頁）

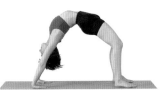

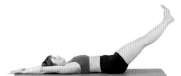

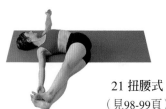

19 上彎弓式
（見94-95頁）

20 抬腿式
（見96-97頁）

21 扭腰式
（見98-99頁）

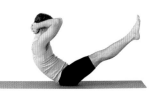

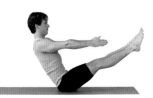

轉換動作

22 躺姿變成坐姿
（見100-101頁）

23 半船式
（見102-103頁）

24 船式
（見104-105頁）

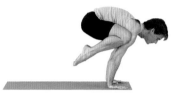

轉換動作

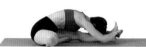

25 鶴式
（見106-107頁）

26 鶴式變成坐姿
（見108-111頁）

27 頭貼腳式
（見114-115頁）

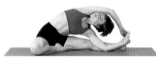

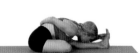

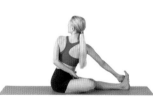

28 轉身頭貼腳式
（見116-117頁）

29 半蓮花前彎式
（見118-119頁）

30 扭轉式
（見120-121頁）

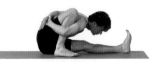

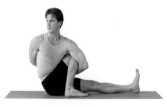

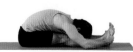

31 馬奇式A式
（見122-123頁）

32 馬奇式C式
（見124-125頁）

33 前彎式
（見126-127頁）

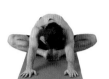

34 蝴蝶式
（見128-129頁）

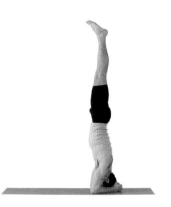

35 頭立式
（見132-134頁）

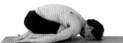

36 嬰兒式
（見135頁）

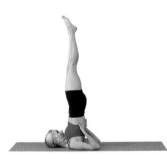

37 肩立式
（見136-137頁）

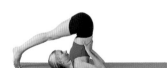

38 鋤式
（見138頁）

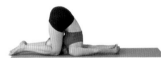

39 壓耳式
（見138-139頁）

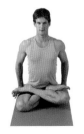

40 蓮花式一式
（見140-141頁）

41 蓮花式二式
（見142-143頁）

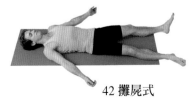

42 攤屍式
（見144頁）

梵文辭彙釋義

adho mukha　臉朝下

ahimsa　不暴

angustha　大腳趾

aparigraha　不貪

ardha　一半

asana　調身、體位法

ashtanga　八支

asteya　不盜

baddha　束縛

baka　鶴

bandha　結印

bhakti　虔敬

brahmacharya　不淫

chandra　月亮

chaturanga　數字4

danda　竿、棒

dhanu　弓

dharana　凝神

dhyana　禪定

hala　犁鋤

hasta　手

hatha　力量

isvarapranidhana　念神

janu　膝蓋

jathara　腹部

karma　行動

karna-pida　壓耳

kona　角度

mula　根

namaskara　敬拜

nava　船

niyama　精進

pada　腳

padangustha　大腳趾

padma　蓮花

paripurna　完全

parivrtta　轉身

parsva　向側邊

paschima　西方

paschimattana　背面伸展

prana　呼吸

pranayama　調息

prasarita　張開

pratyahara　攝心

purva　東方

purvottana　正面伸展

raja yoga　勝王瑜伽

salabha　蝗蟲

samadhi　三摩地

santosha　知足

sarvanga　全身

satya　不騙

saucha　潔淨

sava　屍體

setu　橋

sirsa　頭

surya　太陽

svadhaya　讀誦

svana　犬

tada　山

tapas　樸實

trikona　三角形

uddiyana　往上飛

ujjayi　勝利的

urdhva mukha　臉朝上

utkata　強而有力

uttana　激烈伸展

utthita　伸展

virabhadra　勇士

vrksa　樹

yama　持戒

yoga　合一

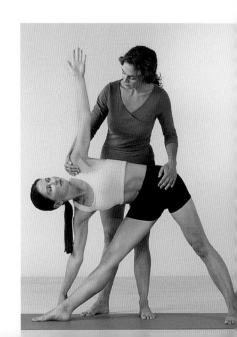

中文索引

30分鐘的瑜伽運動　30-minute programme　146-147

60分鐘的瑜伽運動　60-minute programme　148-150

90分鐘的瑜伽運動　90-minute programme　151-155

三畫

山式　Tadasana　11, 20, 30, 41, 79
　合掌山式　Raised Tadasana　20, 29

八支　ashtanga　8

三摩地　Samadhi　9

上彎弓式　Upward Bow [Urdhva dhanurasana]　94-95

弓式　Bow [Dhanurasana]　88-89
　上彎弓式　Upward Bow [Urdhva dhanurasana]　94-95
　弓式變成坐姿　transition from Bow　90-93
　弓式變成坐姿　transition to Sitting　90-93
　蝗蟲式變成弓式　transition from Locust　86-87

四畫～五畫

分腿式A式　Foot Spreading A [Prasarita padottanasana A]　64-67

半月式　Half Moon [Ardha chandrasana]　54-55

半船式　Half Boat [Ardha navasana]　102-103

半蓮花前彎式　Half Bound Lotus Forward Bend [Ardha baddha padma paschimottanasana]　118-119

正直　integrity　8

正確姿勢　alignment　11

生理期　menstruation　12

六畫

休息　rest　13

伏犬式　Downward Dog [Adho mukha svanasana]　12, 25, 33, 39

合掌山式　Raised tadasana　20, 29

合掌半蹲山式　Utkatasana　30, 41

收攝感官能力　mastery of senses　9

收攝感官能力　senses, mastery of　9

自在式　Happy Pose　14

七畫

伸展三角式　Extended Triangle [Utthita trikonasana]　12, 48-49

克瑞斯那瑪查雅　Krishnamacharya, Tirumalai　8

吠尼瑜伽　Viniyoga　8

坐姿　Sitting
　躺姿變成坐姿　transition from Lying on Back　100-101
　鶴式變成坐姿　transition from Crane　108-111

坐姿體位法　seated poses　113-129

扭腰式　Turning Around the Stomach [Jathara parivartanasana]　98-99

扭轉式　Half Lord of the Fish [Ardha matsyendrasana]　120-121

身體　body
　正確姿勢　alignment　11
　受傷　weaknesses　13

八畫

受傷　injuries　13

咒　mantra　11

呼吸　breath
　延伸　extension of　8-9
　控制　control　10-11

屈肘棒式　Chaturanga dandasana　23, 32, 36, 38

帕坦迦利　Patanjali　8

抬犬式　Urdhva mukha svanasana　24, 32, 36-37, 38

抬腿式　Upward Extended Foot [Urdhva prasarita padasana]　96-97

拾腳趾式　Extended Hand & Big Toe [Utthita hasta padangusthasana]　76-79

服裝　clothing　12

肩立式　Shoulder Stand [Salamba sarvangasana]　136-137

阿斯坦加瑜伽　Ashtanga Vinyasi method　8

九畫

前後分腿式　Forward Bend to Side [Parsvottanasana]　56-57

前彎式　Seated Forward Bend [Paschimottanasana]　126-127

勇士式A式　Warrior A [Virabhadrasana A]　58-59

勇士式B式　Warrior B [Virabhadrasana B]　50-51

勇士式C式　Warrior C [Virabhadrasana C]　74-75

哈達瑜伽　Hatha yoga　7-9
　八支　eight limbs　8-9

後彎體位法　backward bends　81-111

律動瑜伽　dynamic yoga　7
　練習　practicing　9

拜日式　Sun Salutations [Surya namaskara]　9, 20-41
　拜日式A式　Sun Salutation A [Surya namaskara A]　20-29
　拜日式B式　Sun Salutation B [Surya namaskara B]　30-41

持戒　Yama　8

拱背前彎式　Spinal Roll　16

竿式　Dandasana　11, 93, 94

背痛　back strain　13

十畫

倒立體位法　inverted poses　131-144

倫理原則　moral principles　8

冥想　meditation　9

站立半前彎式　Ardha uttanasana　21, 28, 31, 40

站立前彎式　Uttanasana　21, 28, 31,

40

站姿體位法　Standing poses　45-79

馬奇式A式　Marichi A [Marichyasana A]　122-123

馬奇式C式　Marichi C [Marichyasana C]　124-125

十一畫

側伸展式　Extended Side Angle [Utthita parsvakonasana]　52-53

側跳躍式　Jumping Out to the Side　46-47

側轉身式　Revolving Side Angle [Parivrtta parsvakonasana]　60-61

專注　concentration　9

梵文名稱　Sanskrit terms　156

梵文對照表　glossary　156

船式　Complete Boat [Paripurna navasana]　104-105

透徹　mindfulness　7

十二畫

喬伊斯　Jois, Sri K. Pattabhi　8

握腳趾前彎式與壓掌前彎式　Big Toe & Hand & Foot Forward Bend [Padangusthasana & Padahastasana]　68-71

結印　bandhas　11-12

勝利呼吸法　Ujjayi pranayama　10-11

象頭神甘尼許　Ganesh　8

開悟　enlightenment　9

十三畫

暖身運動　warming up　14-17

會陰的結印　mula bandha　11

瑜伽　yoga

　八支　eight limbs　8-9

　支派　branches　7

　意義　meaning　7

　練習　practising　9

　歷史　history　8

《瑜伽經》　Yoga sutras　8

瑜伽運動計畫　programmes　146-155

30分鐘　30-minute　146-147

60分鐘　60-minute　148-150

90分鐘　90-minute　151-155

瑜伽磚　block　13

腹部的結印　uddiyana bandha　12

道德原則　ethical principles　8

十四畫～十五畫

精進　Niyama　8

練習　practicing　12

蓮花式一式　Lotus 1 [Padmasana 1]　140-141

蓮花式二式　Lotus 2 [Padmasana 2]　142-143

蓮迦　Iyengar, B.K.S.　8

蓮迦派　Iyengar style　8

蝴蝶式　Bound Angle [Baddha konasana]　12, 128-129

蝴蝶展翅式　Wide Butterfly　15

蝗蟲式　Locust [Salabhasana]　84-85

　蝗蟲式變成弓式　transition to Bow　86-87

調息　Pranayama　8-9, 10

調整姿勢　modifications　12-13

鋤式與壓耳式　Plough & Ear Pressure Pose [Halasana & Karnapidasana]　138-139

十六畫

凝神　Dharana　9

樹式　Tree [Vrksasana]　72-73

頭立式與嬰兒式　Headstand & Child's pose [Salamba sirsasana & Balasana]　132-136

頭貼腳式　Knee to Head [Janu sirsasana]　114-115

　轉身頭貼腳式　Revolving Knee to Head [Parivrtta janu sirsasana]　116-117

十七畫

壓耳式　Ear Pressure Pose [Karnapidasana]　138-139

壓掌前彎式　Hand & Foot Forward Bend [Padahastasana]　68-71

嬰兒式　Child's pose [Balasana]　12, 13, 135

戴斯卡查亞　Desikachar, T.　8

濕婆神　Shiva　9

環境　environment　12

禪定　Dhyana　9

鍛鍊肌肉力量　muscular strength, building　20

十八畫～十九畫

轉身三角式　Revolving Triangle [Parivrtta trikonasana]　62-63

轉身頭貼腳式　Revolving Knee to Head [Parivrtta janu sirsasana]　116-117

懷孕　pregnancy　13

二十一畫

攝心　Pratyahara　9

鶴式　Crane [Bakasana]　106-107

二十二畫

攤屍式　Corpse [Savasana]　144

疊手前彎式　Arms Wrapped Forward Bend　17

二十三畫

體位法　postures [asanas]　8, 9

　練習　practicing　12

　調整　modifications　12-13

英文索引

A, B

Adho mukha svanasana　伏犬式　12, 25, 33, 39

alignment　正確姿勢　11

Ardha baddha padma paschimottanasana　半蓮花前彎式　118-119

Ardha chandrasana　半月式　54-55

Ardha matsyendrasana　扭轉式　120-121

Ardha navasana　半船式　102-103

Ardha uttanasana　站立半前彎式　21, 28, 31, 40

Arms Wrapped Forward Bend　疊手前彎式　17

asanas　體位法　8, 9

　modifications　調整　12-13

　practising　練習　12

ashtanga　八支　8

Ashtanga Vinyasi method　阿斯坦加瑜伽　8

back strain　背痛　13

backward bends　後彎體位法　81-111

Baddha konasana　蝴蝶式　12, 128-129

Bakasana　鶴式　106-107

Balasana　嬰兒式　12, 135

bandhas　結印　11-12

Big Toe & Hand & Foot Forward Bend [Padangusthasana & Padahastasana]　握腳趾前彎式與壓掌前彎式　68-71

block　瑜伽磚　13

body　身體

　alignment　正確姿勢　11

　weaknesses　受傷　13

Bound Angle [Baddha konasana]　蝴蝶式　12, 128-129

Bow [Dhanurasana]　弓式　88-89

　transition from Locust　蝗蟲式變成弓式　86-87

　transition to Sitting　弓式變成坐姿　90-93

　Upward Bow [Urdhva dhanurasana]　上彎弓式　94-95

breath　呼吸

　control　控制　10-11

　extension of　延伸　8-9

C, D

Chaturanga dandasana　屈肘棒式　23, 32, 36, 38

Child's pose [Balasana]　嬰兒式　12, 13, 135

clothing　服裝　12

Complete Boat [Paripurna navasana]　船式　104-105

concentration　專注　9

Corpse [Savasana]　攤屍式　144

Crane [Bakasana]　鶴式　106-107

Desikachar, T.　戴斯卡查亞　8

Dandasana　竿式　11, 93, 94

Dhanurasana　弓式　88-89

Dharana　凝神　9

Dhyana　禪定　9

Downward Dog [Adho mukha svanasana]　伏犬式　12, 25, 33, 39

dynamic yoga　律動瑜伽　7

　practicing　練習　9

E, F

Ear Pressure Pose [Karnapidasana]　壓耳式　138-139

enlightenment　開悟　9

environment　環境　12

ethical principles　道德原則　8

Extended Hand & Big Toe [Utthita hasta padangusthasana]　拎腳趾式　76-79

Extended Side Angle [Utthita parsvakonasana]　側伸展式　52-53

Extended Triangle [Utthita trikonasana]　伸展三角式　12, 48-49

Foot Spreading A [Prasarita padottanasana A]　分腿式A式　64-67

Forward Bend to Side [Parsvottanasana]　前後分腿式　56-57

G, H

Ganesh　象頭神甘尼許　8

glossary　梵文對照表　156

Halasana & Karnapidasana　鋤式與壓耳式　138-139

Half Boat [Ardha navasana]　半船式　102-103

Half Bound Lotus Forward Bend [Ardha baddha padma paschimottanasana]　半蓮花前彎式　118-119

Half Lord of the Fish [Ardha matsyendrasana]　扭轉式　120-121

Half Moon [Ardha chandrasana]　半月式　54-55

Hand & Foot Forward Bend [Padahastasana]　壓掌前彎式　68-71

Happy Pose　自在式　14

Hatha yoga　哈達瑜伽　7-9

　eight limbs　八支　8-9

Headstand & Child's pose [Salamba sirsasana & Balasana]　頭立式與嬰兒式　132-136

I, J, K

injuries　受傷　13

integrity　正直　8

inverted poses　倒立體位法　131-144

Iyengar style　蓮迦派　8

Iyengar, B.K.S.　蓮迦　8

Janu sirsasana　頭貼腳式　114-115

Jathara parivartanasana　扭腰式　98-99

Jois, Sri K. Pattabhi　喬伊斯　8

Jumping Out to the Side　側跳躍式　46-47

Karnapidasana　壓耳式　138-139

Knee to Head [Janu sirsasana]　頭貼腳式　114-115

　Revolving Knee to Head [Parivrtta janu sirsasana]　轉身頭貼腳式　116-117

Krishnamacharya, Tirumalai　克瑞斯那瑪查雅　8

L, M, N

Locust [Salabhasana]　蝗蟲式　84-85

　transition to Bow　蝗蟲式變成弓式　86-87

Lotus 1 [Padmasana 1]　蓮花式一式　140-141

Lotus 2 [Padmasana 2]　蓮花式二式　142-143

mantra　咒　11

Marichi A [Marichyasana A]　馬奇式A式　122-123

Marichi C [Marichyasana C]　馬奇式C式　124-125

Marichyasana A　馬奇式A式　122-

123

Marichyasana C　馬奇式C式　124-125

mastery of senses　收攝感官能力　9

meditation　冥想　9

menstruation　生理期　12

mindfulness　透徹　7

moral principles　倫理原則　8

mula bandha　會陰的結印　11

muscular strength, building　鍛鍊肌肉力量　20

90-minute programme　90分鐘的瑜伽運動　151-155

Niyama　精進　8

P, R

Padahastasana　壓掌前彎式　70-71

Padangusthasana & Padahastasana　握腳趾前彎式與壓掌前彎式　68-71

Padmasana 1　蓮花式一式　140-141

Padmasana 2　蓮花式二式　142-143

Paripurna navasana　船式　104-105

Parivrtta janu sirsasana　轉身頭貼腳式　116-117

Parivrtta parsvakonasana　側轉身式　60-61

Parivrtta trikonasana　轉身三角式　62-63

Parsvottanasana　前後分腿式　56-57

Paschimottanasana　前彎式　126-127

Patanjali　帕坦迦利　8

Plough & Ear Pressure Pose [Halasana & Karnapidasana]　鋤式與壓耳式　138-139

postures　體位法　8, 9
　modifications　調整姿勢　12-13
　practicing　練習　12

Pranayama　調息　8-9, 10

Prasarita padottanasana A　分腿式A式　64-67

Pratyahara　攝心　9

pregnancy　懷孕　13

programmes　瑜伽運動計畫　146-155
　30-minute　30分鐘　146-147
　60-minute　60分鐘　148-150
　90-minute　90分鐘　151-155

Raised tadasana　合掌山式　20, 29

rest　休息　13

Revolving Knee to Head [Parivrtta janu sirsasana]　轉身頭貼腳式　116-117

Revolving Side Angle [Parivrtta parsvakonasana]　側轉身式　60-61

Revolving Triangle [Parivrtta trikonasana]　轉身三角式　62-63

S

Salabhasana　蝗蟲式　84-85

Salamba sarvangasana　肩立式　136-137

Salamba sirsasana & Balasana　頭立式與嬰兒式　132-135

Samadhi　三摩地　9

Sanskrit terms　梵文名稱　156

Savasana　攤屍式　144

Seated Forward Bend [Paschimottanasana]　前彎式　126-127

seated poses　坐姿體位法　113-129

senses, mastery of　收攝感官能力　9

Shiva　濕婆神　9

Shoulder Stand [Salamba sarvangasana]　肩立式　136-137

Sitting　坐姿
　transition from Bow　弓式變成坐姿　90-93
　transition from Crane　鶴式變成坐姿　108-111
　transition from Lying on Back　躺姿變成坐姿　100-101

60-minute programme　60分鐘的瑜伽運動　148-150

Spinal Roll　拱背前彎式　16

Standing poses　站姿體位法　45-79

Sun Salutations [Surya namaskara]　拜日式　9, 20-41

Sun Salutation A [Surya namaskara A]　拜日式A式　20-29

Sun Salutation B [Surya namaskara B]　拜日式B式　30-41

Surya namaskara A　拜日式A式　20-29

Surya namaskara B　拜日式B式　30-41

T, U

Tadasana　山式　11, 20, 30, 41, 79
　Raised Tadasana　合掌山式　20, 29

30-minute programme　30分鐘的瑜伽運動　146-147

Tree [Vrksasana]　樹式　72-73

Turning Around the Stomach [Jathara parivartanasana]　扭腰式　98-99

uddiyana bandha　腹部的結印　12

Ujjayi pranayama　勝利呼吸法　10-11

Upward Bow [Urdhva dhanurasana]　上彎弓式　94-95

Upward Extended Foot [Urdhva prasarita padasana]　抬腿式　96-97

Urdhva dhanurasana　上彎弓式　94-95

Urdhva mukha svanasana　抬犬式　24, 32, 36-37, 38

Urdhva prasarita padasana　抬腿式　96-97

Utkatasana　合掌半蹲山式　30, 41

Uttanasana　站立前彎式　21, 28, 31, 40

Uttita hasta padangusthasana　拎腳趾式　76-79

Utthita parsvakonasana　側伸展式　52-53

Utthita trikonasana　伸展三角式　12, 48-49

V, W, Y

Viniyoga　吠尼瑜伽　8

Virabhadrasana A　勇士式A式　35, 58-59

Virabhadrasana B　勇士式B式　37, 50-51

Virabhadrasana C　勇士式C式　74-75

Vrksasana　樹式　72-73

warming up　暖身運動　14-17

Warrior A [Virabhadrasana A]　勇士式A式　58-59

Warrior B [Virabhadrasana B]　勇士式B式　50-51

Warrior C [Virabhadrasana C]　勇士式C式　74-75

Wide Butterfly　蝴蝶展翅式　15

Yama　持戒　8

yoga　瑜伽
　branches　支派　7
　eight limbs　八支　8-9
　history　歷史　8
　meaning　意義　7
　practicing　練習　9

Yoga sutras　《瑜伽經》　8